Mathias Hirsch

Die Therapie als Beziehungsraum

Das Anliegen der Buchreihe BIBLIOTHEK DER PSYCHOANALYSE besteht darin, ein Forum der Auseinandersetzung zu schaffen, das der Psychoanalyse als Grundlagenwissenschaft, als Human- und Kulturwissenschaft sowie als klinische Theorie und Praxis neue Impulse verleiht. Die verschiedenen Strömungen innerhalb der Psychoanalyse sollen zu Wort kommen, und der kritische Dialog mit den Nachbarwissenschaften soll intensiviert werden. Bislang haben sich folgende Themenschwerpunkte herauskristallisiert:

Die Wiederentdeckung lange vergriffener Klassiker der Psychoanalyse – beispielsweise der Werke von Otto Fenichel, Karl Abraham, Siegfried Bernfeld, W. R. D. Fairbairn, Sándor Ferenczi und Otto Rank – soll die gemeinsamen Wurzeln der von Zersplitterung bedrohten psychoanalytischen Bewegung stärken. Einen weiteren Baustein psychoanalytischer Identität bildet die Beschäftigung mit dem Werk und der Person Sigmund Freuds und den Diskussionen und Konflikten in der Frühgeschichte der psychoanalytischen Bewegung.

Im Zuge ihrer Etablierung als medizinisch-psychologisches Heilverfahren hat die Psychoanalyse ihre geisteswissenschaftlichen, kulturanalytischen und politischen Bezüge vernachlässigt. Indem der Dialog mit den Nachbarwissenschaften wieder aufgenommen wird, soll das kultur- und gesellschaftskritische Erbe der Psychoanalyse wiederbelebt und weiterentwickelt werden.

Die Psychoanalyse steht in Konkurrenz zu benachbarten Psychotherapieverfahren und der biologisch-naturwissenschaftlichen Psychiatrie. Als das ambitionierteste unter den psychotherapeutischen Verfahren sollte sich die Psychoanalyse der Überprüfung ihrer Verfahrensweisen und ihrer Therapieerfolge durch die empirischen Wissenschaften stellen, aber auch eigene Kriterien und Verfahren zur Erfolgskontrolle entwickeln. In diesen Zusammenhang gehört auch die Wiederaufnahme der Diskussion über den besonderen wissenschaftstheoretischen Status der Psychoanalyse.

Hundert Jahre nach ihrer Schöpfung durch Sigmund Freud sieht sich die Psychoanalyse vor neue Herausforderungen gestellt, die sie nur bewältigen kann, wenn sie sich auf ihr kritisches Potenzial besinnt.

BIBLIOTHEK DER PSYCHOANALYSE

HERAUSGEGEBEN VON HANS-JÜRGEN WIRTH

Mathias Hirsch

Die Therapie als Beziehungsraum

Modifizierte psychoanalytische Traumatherapie

Psychosozial-Verlag

Bibliografische Information der Deutschen Nationalbibliothek
Die Deutsche Nationalbibliothek verzeichnet diese Publikation
in der Deutschen Nationalbibliografie; detaillierte bibliografische Daten
sind im Internet über http://dnb.d-nb.de abrufbar.

Originalausgabe

E-Mail: info@psychosozial-verlag.de
www.psychosozial-verlag.de

Umschlagabbildung: Paul Klee, *Kampfszene aus der komisch-phantastischen Oper »Der Seefahrer«*, 1923
Umschlaggestaltung & Innenlayout nach Entwürfen
von Hanspeter Ludwig, Wetzlar
Satz: metiTec-Software, www.me-ti.de
ISBN 978-3-8379-3180-8 (Print)
ISBN 978-3-8379-7900-8 (E-Book-PDF)

Inhalt

Gruppenpsychotherapie

Vorwort

Für die Psychotherapie traumatisierter Patienten[1] verwendet man den Begriff »Modifizierte psychoanalytische Psychotherapie«, denn Modifikation bedeutet ja Veränderung des Bestehenden und auch Anpassung an neue Erkenntnisse und Auffassungen. Nicht nur das Setting des ursprünglichen Standardverfahrens wurde verändert, um schwerer gestörten, traumatisierten Patienten besser gerecht zu werden, auch die Haltung des Analytikers wurde angepasst: Die Deutung durch einen Wissenden steht nicht länger im Vordergrund; vielmehr geht es um Interaktion, um die Antwort auf das So-Sein des Patienten, um seine Mitteilungen und nicht nur um die verbalen Äußerungen in der intersubjektiv verstandenen therapeutischen Beziehung. »Beziehung geht vor Deutung«, sagte einmal die Psychoanalytikerin Almuth Sellschopp. Abstinenz kann so nicht mehr als Forderung weitgehender Zurückhaltung (»Neutralität«) verstanden werden, sondern bedeutet eher, dass alles, was in der therapeutischen Beziehung geschieht, die Entwicklung des Patienten fördern und nicht etwa die narzisstischen oder noch darüber hinausgehenden Bedürfnisse des Analytikers oder Therapeuten bedienen soll.

Die Therapie von Opfern traumatischer Gewalt erfordert die Externalisierung des traumatischen Introjekts in die Übertragungsbeziehung, wodurch sowohl die Loslösung vom Introjekt als auch die Bearbeitung seiner erfolgten Assimilation durch Identifikation (mit dem Aggressor) und

---

1 Aus Gründen der besseren Lesbarkeit verwende ich in der Regel das generische Maskulinum; wenn es nicht ausdrücklich um ein bestimmtes Geschlecht geht, sind alle Gendervariationen gemeint.

deren Aufgeben möglich werden. Für eine solche »aktive« psychoanalytische Therapie sind folgende Punkte essenziell: Erstens die Benennung der Realität des Traumas durch den Therapeuten und seiner heute im Wiederholungszwang hergestellten Entsprechungen, zweitens die abgeschwächte, zunehmend symbolische Wiederholung des Traumas in der Übertragung und die Projektion seiner Inhalte, verbunden mit der Erfahrung abgespaltener Gefühle von Angst, Aggression und Sexualisierung, drittens werden positive, auch sexuelle, und aggressive Gegenübertragungsgefühle des Therapeuten zu gegebener Zeit kommuniziert, dadurch wird die Differenzierung von Subjekt und Objekt gefördert und Grenzen zwischen Innen und Außen werden gefestigt. Die fortwährende Differenzierung zwischen irrationalem Schuldgefühl, realistischem Schuldbewusstsein und realer Schuld sowie deren Anerkennung ist besonders wichtig, verbunden mit Scham und Trauer, die eine Ablösung vom Introjekt begleiten. Darüber hinaus lassen sich vier Therapiephasen unterscheiden: Die globale positive Mutter-Übertragung, die paranoide negative Mutter-Übertragung, das Durcharbeiten des Traumas (Angst, Wut, Schuldgefühl, Scham, Trauer) und schließlich die Trennungsphase.

Die traumatische Einwirkung schädigt die Symbolisierungsfunktion, was mit dem Trauma zusammenhängt kann nicht gedacht werden. Gleichzeitig dissoziieren die dem Trauma entsprechenden Affekte, die das Ich zu überschwemmen drohen; die Affektregulierung versagt. Psychoanalytische Psychotherapie traumatisierter, also persönlichkeitsgestörter Patienten hat zum Ziel, das im Wiederholungszwang (auch in der Übertragung) konkretisierend Agierte auf höhere Symbolstufen zu heben durch Interpretation, Narration und Verwendung von Metaphern. Aber auch der kontrollierte Ausdruck von Affekten durch den Therapeuten durchbricht unter Umständen die Abwehr von affektivem Beziehungserleben, wodurch ein verbales Durcharbeiten der traumatisierenden Beziehung, insbesondere der Schuldgefühldynamik, erst möglich wird. Psychotherapie wird so zu einer Trennungs- und Trauerarbeit, sie ermöglicht die Trennung vom traumatischen Introjekt und die Gewinnung größerer Autonomie.

Die therapeutische Beziehung also steht im Zentrum des vorliegenden Buches, darüber hinaus werden weitere spezielle Bereiche behandelt, zum Beispiel die verschiedenen Formen der Liebe, die auch in der therapeutischen Beziehung entstehen können, die Kommunikationsfunktion des Körpers, und auch der Humor soll nicht zu kurz kommen. Analytische Gruppenpsychotherapie ist für schwerer gestörte Patienten besonders wirkungsvoll. Hier ergeben sich für die Patienten zahlreiche Möglichkeiten der Identifikation und der Konfrontation mit den anderen Gruppenmitgliedern, und gerade weil die Gruppe immer eine trianguläre Situation darstellt, können durchaus heftige Affekte, die dem Traumaerleben entsprechen, zugelassen und aufgefangen werden.

Mein frühes Interesse an der Psychodynamik der Traumatisierung in der Familie, besonders des sexuellen Missbrauchs, hatte natürlich Folgen für meine psychoanalytische Praxis. Über die Jahre konnte ich vielfältige Erfahrungen zur ambulanten Psychotherapie traumatisierter Patienten sammeln. Die einzelnen Kapitel des vorliegenden Buches sind zum geringeren Teil unveröffentlicht, die anderen sind an verschiedenen Orten erschienen und überarbeitet worden. Damit der rote Faden erhalten bleibt und der Lesefluss nicht gestört wird, habe ich Überschneidungen nicht immer völlig vermieden. Ich danke den Verlegern des Psychosozial-Verlags für die Gelegenheit, die Beiträge wieder zugänglich zu machen.

Beziehung

Separated yet interrelated[2]

Zur Funktion von Grenzen in professionellen und nicht-professionellen Beziehungen

Der Begriff »separated yet interrelated«, der aus Donald W. Winnicotts Denken und seiner Theorie des Übergangsobjekts (1971) stammt, scheint mir auf das Wesen der Beziehungen zwischen Menschen hinzuweisen. Dieser Gedanke des *getrennt und doch miteinander verbunden* betont erstaunlicherweise das Getrenntsein zweier in Beziehung zueinander stehender Menschen (die Psychoanalyse neigt dazu, von »Objekt« zu sprechen) eher, als ihre Verbindung, woran wir sonst zuerst denken, wenn es um Beziehung geht. Sind zwei Objekte getrennt, verläuft zwischen ihnen eine Grenze, die ja eigentlich erst einmal das Trennende betont. Aber eine Grenze bezeichnet beides: Sie trennt zwei Individuen oder Gebilde wie Staaten, Areale oder auch Ansichten und Gesinnungen, aber sie ist auch die Verbindungs- oder Nahtstelle, an der ein Kontakt, die Verbindung mit dem Anderen, stattfindet. Didier Anzieu (1991 [1985]) hat dieselbe Doppelfunktion der Haut postuliert, die er sowohl als Grenze des Körpers verstand, als auch als Kontaktorgan, durch das der Einzelne Berührung erfährt.

Ich möchte Winnicott so verstehen, dass es, und das ist meine zentrale These, keine Beziehung zwischen Individuen gibt, ohne dass beide voneinander getrennt wären. Auch zwei sich heftig Liebende brauchen einen Abstand voneinander, um sich zu sehen, sich zu erkennen und kennenzulernen, und erst im Liebesakt schwindet der Abstand, das Getrenntsein, und weicht vorübergehend einer grenzenlosen Vereinigung, einem Eins-Sein, und das ist ja auch der – oder ein – Sinn der Sache.

2 Mein Eröffnungsvortrag anlässlich der 23. Inscape-Jahrestagung in Köln am 25. und 26.10.2019 (unveröffentlicht).

Winnicott stellt sich erst einmal den jungen Säugling vor, der das äußere Objekt nicht als außerhalb von sich konzipieren kann. Er kann es schon erkennen, kann reagieren, kann sogar verschiedene Objekte unterscheiden, er hat aber noch keinen Begriff und bildet keine psychische Repräsentanz von ihm (Fonagy et al., 2004 [2002]). Sigmund Freud (1923b) zufolge beginnt der Säugling die Unterscheidung von innen und außen mit der Entdeckung des eigenen Körpers, den er als different von den Objekten der Außenwelt wahrnimmt. Berührt er ein äußeres Objekt, hat er nur die Empfindung an der Hand, berührt er ein eigenes Körperteil, hat er zwei Tastempfindungen, und diese Differenz lässt ihn unterscheiden zwischen »Ich« und Außenwelt; später dämmert ihm allmählich ein Begriff von psychischem Ich oder Selbst auf, er lernt auch Körpersensationen von Affekten zu unterscheiden (vgl. Hirsch, 2018).

Winnicotts geniale Idee ist nun die vom Übergangsobjekt, das dem Säugling die Entwicklung vom ersten Stadium der Undifferenziertheit zu dem der Anerkennung des Getrenntseins von den Objekten der Außenwelt, natürlich besonders der Trennung von dem wichtigsten, der Mutter, ermöglicht. In diesem Zwischenstadium oder Zwischenraum, zeitlich und räumlich, schafft sich das Kleinkind ein Übergangsobjekt, den bekannten Teddybären oder die Schlafdecke, englisch treffend auch *security blanket* genannt. Winnicott (1979 [1971]) betont:

> »Natürlich ist es nicht das Objekt, das einen Übergang darstellt. Das Objekt repräsentiert den Übergang des Kindes aus einer Phase der engsten Verbundenheit mit der Mutter in eine andere, in der es mit der Mutter als einem Phänomen außerhalb seines Selbst in Beziehung steht« (ebd., S. 25).

Und Winnicott sagt auch:

> »Daß es, obwohl es real ist, *nicht* die Brust (oder die Mutter) *ist* – diese Tatsache ist ebenso wichtig wie die andere, daß es die Brust (oder die Mutter) *bedeutet*« (ebd., S. 15 [kursive Hervorheb. im Orig.]).

Also ist es gar nicht der Teddybär oder die Schlafdecke oder ein anderes konkretes Objekt, es ist das in der Fantasie des Kindes sozusagen aus eigener Macht geschaffene Mutter-Surrogat, ihr Stellvertreter, über den das Kind eine phantasmatische Macht besitzt.

> Ein zweieinhalbjähriger Junge warf sein Lieblingspüppchen voller Wut (die wohl eigentlich den Eltern galt) auf den Boden, trampelte auf ihm herum und schrie: »Ich töte dich, ich töte dich!« Als der Junge sich später abreagiert hatte, hob er es auf mit den Worten: »Ich nehm' dich auch als tot.«

Somit ergibt sich Winnicott zufolge ein Paradox: »Das Kleinkind erschafft das Objekt, aber das Objekt war bereits vorher da, um geschaffen und besetzt zu werden« (ebd., S. 104). Und Winnicott fasst es noch einmal zusammen:

> »Das Objekt ist ein Symbol für die Einheit von Kleinkind und Mutter (oder einem Teil der Mutter). Dieses Symbol kann lokalisiert werden. Es steht an der Stelle in Raum und Zeit, wo das Kind beginnt, sich die Mutter nicht länger als Teil seines Selbst vorzustellen, sondern sie als Objekt wahrzunehmen. Die Verwendung eines Objekts symbolisiert die Einheit der jetzt voneinander getrennt erlebten Wesen Kind und Mutter *an der Stelle in Raum und Zeit, wo sich ihre Trennung vollzieht*« (ebd., S. 112 [kursive Hervorheb. im Orig.]).

Es ist also nicht nur ein Objekt, ein Ding, sondern vielmehr ein Übergangsobjekt, vom Kind geschaffen; das Kind schafft sich einen Raum, einen Fantasieraum, einen Übergangsraum, einen »potentiellen Raum« (ebd., S. 127). In diesem Spielraum inszeniert das Kind aus eigener Macht Trennung und Vereinigung bzw. Ungetrenntsein, denn es ist real ohnmächtig. Winnicott (ebd., S. 54) gibt dazu ein Beispiel: Ein Junge interessierte sich extrem für Bindfäden, er band ständig Gegenstände zusammen. In einem Vorgespräch für eine Psychotherapie spielte er mit einem Faden, näherte sich der Mutter und berührte mit dem Fadenende wiederholt den Körper der Mutter: »Man konnte sich nicht dem Eindruck entziehen, daß er [...] diesen Faden als ein Symbol für die Einheit mit seiner Mutter benutzte. Offensichtlich verkörperte dieser Bindfaden gleichzeitig das Getrenntsein und die Einheit durch Kommunikation« (ebd.). Den gleichen Zweck wie der Faden erfüllt das Haar, das eigene und das des »Objekts«. Der Faden repräsentiert das Haar der Mutter, der eine Verbindung zu ihr darstellt (vgl. Hirsch, 2010, S. 53ff.).

Es ist ja nicht so, dass der Mensch ein völlig abhängiges Säuglingswesen bleibt, andererseits entwickelt er sich aber auch nicht vollständig aus der Abhängigkeit heraus und ist fortan keineswegs absolut autonom. Natürlich geschehen Trennungen, aber lebenslang ist man auf Bindungen an und Beziehungen zu Anderen angewiesen. Sowohl Abhängigkeit als auch Autonomie sind doch sehr relative Begriffe, und nie wird man den basalen Autonomie-Abhängigkeits-Konflikt ganz lösen können. Wenn Freud (1930a) sich sicher war, dass Kultur hauptsächlich zur Regulierung aggressiver und sexueller Triebe notwendig sei, um soziales Zusammenleben zu ermöglichen, geht Winnicott (1979 [1971]) einen ganz anderen Weg. Nicht nur das Kind bewältigt im Spiel und mithilfe des Übergangsobjekts Trennungen und Getrenntsein, vielmehr haben alle Menschen in einem solchen Fantasie- und Spielraum bildende Kunst, Musik, Theater, Tanz, Religion – also Kultur – angesiedelt, um das Getrenntsein, ein existenzielles Allein-Sein, in ein globales Eins-Sein mit allen anderen Menschen, mit Gott, mit dem Universum, zu verwandeln. »Trennung wird jedoch gleichzeitig dadurch vermieden, daß der potentielle Raum mit kreativem Spiel, mit Symbolen und dem, was allmählich das kulturelle Erleben ausmacht, erfüllt wird« (ebd., S. 127).

Mein Thema ist Grenzen und Beziehung und Grenzen in Beziehungen. Winnicott denkt zuerst an die Mutter-Kind-Beziehung und die Entwicklung daraus, und dann erst an die Notwendigkeit, einen kulturellen Spielraum lebenslang zur Verfügung zu haben. Genau wie Heinz Kohut (1971a) postuliert, dass der Mensch lebenslang ein spiegelndes, bestätigendes Selbstobjekt braucht, wenn auch natürlich nicht so absolut wie im Säuglingsalter.

Ich möchte nun eine Verbindung von Winnicotts Gedanken zum Thema Beziehung herstellen: Ich denke, alle Beziehungen zu Menschen – zu »Objekten« – in späteren Lebensphasen beruhen auf den *Vorstellungen*, den *Bildern*, die man vom jeweils Anderen hat, zu dem man in Beziehung steht. Es gibt den Anderen gar nicht, es gibt ihn nur als Repräsentanz im Kopf des Einen; der wiederum existiert nur in der Vorstellung seines Gegenübers. Und diese Vorstellung vom Anderen wird erschaffen in eben dem von Winnicott genial erdachten potenziellen Raum zwischen zweien, die in Beziehung treten. Die Grenze in Beziehungen ist also keine scharfe Linie, sie ist eben dieser Raum, der von beiden Partnern jeweils unterschiedlich gefüllt wird. Soll die Beziehung über eine längere Zeit andauern, müssten die verschiedenen phantasmatischen Bilder nach und nach durch Auseinandersetzung, welche die jeweiligen Vorstellungen relativiert, abgeglichen werden, sodass man in einer Art Kompromiss weiter zusammenbleiben kann. Ich spreche nicht etwa von der Realität des Einen oder des Anderen, denn die gibt es nicht als Absolutes, sondern auch wieder nur von der Vorstellung, von der Interpretation des Anderen sozusagen. Und auch von sich selbst hat man ja zum Teil ganz unrealistische Vorstellungen, man idealisiert sich selbst oder entwertet sich. Dann ist ein wohlwollendes Objekt nötig und nützlich, damit man zurückgespiegelt bekommt, wie man realistischer gesehen werden kann oder muss. Es ist gut, wenn man nun in der Lage ist, dieses modifizierte Bild anzunehmen und sich mit ihm zu identifizieren.

Sehr Verliebte allerdings haben die Realität hinter sich gelassen: »Auf der Höhe der Verliebtheit droht die Grenze zwischen Ich und Objekt zu verschwimmen« (Freud, 1930a, S. 423). In seiner Arbeit *Massenpsychologie und Ich-Analyse* (1921c) ringt Freud um die Klärung der Frage, was denn mit dem Liebenden angesichts des Liebesobjekts geschieht. Zuerst einmal: Die Idealisierung fälscht das Urteil über das Liebesobjekt. Freud spricht es nicht direkt aus, er bezeichnet aber eine Art von phantasmatischer Verschmelzung zwischen Subjekt und Objekt, wenn er meint,

> »daß das Objekt so behandelt wird, wie das eigene Ich, daß also in der Verliebtheit ein größeres Maß narzißtischer Libido auf das Objekt überfließt. […] Man liebt es wegen der Vollkommenheiten, die man fürs eigene Ich angestrebt hat und die man sich nun auf diesem Umweg zur Befriedigung seines Narzißmus verschaffen möchte« (ebd., S. 124).

Es gibt keine Grenzen mehr: Nicht nur das Liebesobjekt ist idealisiert, auch das Subjekt selbst setzt an zu – selbstverliebten – Höhenflügen. Aber Roland Barthes (1988 [1977]), ein Fachmann in Liebesdingen, schüttelt sozusagen den Kopf, wenn er recht ironisch schreibt: »Der Liebende deliriert [...]; aber sein Wahn ist dumm. Was gäbe es Dümmeres als einen Liebenden? [...] Wie der Nietzsche'sche Esel sage ich, im Banne meiner Liebe, zu allem ja« (ebd., S. 182). Die Liebenden haben den Übergangsraum gleichsinnig und in ihm verschmelzend mit ihren gegenseitig idealisierten Bildern besetzt und werden allzu bald mit der Aufgabe konfrontiert, sich und den Anderen mehr und mehr realistisch zu sehen und auch ihre Beziehung der Realität anzupassen, also Grenzen zu setzen und gesetzte Grenzen zu akzeptieren.

Wenn auch die traditionelle Psychoanalyse vor allem eine Triebpsychologie war, hat sie doch die Beziehung von Patientin und Analytiker ins Zentrum der therapeutischen Aktion und Wirksamkeit gestellt, wenn Beziehung auch eher libidinös verstanden wurde. Die Übertragung früherer Beziehungserfahrungen der Patientin auf den Analytiker bestimmt das Bild, das sie von ihm hat, zumal er sich mit seiner Realität weitgehend verborgen hält. Die Patientin projiziert eigene, unbewusste Vorstellungen in den gemeinsamen Beziehungsraum – das ist in gewisser Weise eine Überschreitung der Grenzen des Analytikers, aber, wie oben bereits angemerkt, das Bild vom Anderen ist *immer* verzerrt. Dasselbe gilt natürlich auch für die sogenannte Gegenübertragung, die heute keineswegs nur als bloße Reaktion auf die Übertragung zu verstehen ist, vielmehr macht sich auch der Analytiker ein besonderes, individuell gefärbtes Bild von der Patientin. Man spricht dann von der Übertragungs-Gegenübertragungsmatrix (Ogden, 2001 [1997], S. 20): die Übertragung ist so gesehen das Erleben der Patientin der gemeinsamen Beziehung, die Gegenübertragung ist das Erleben des Analytikers dieser Beziehung.

Die Psychoanalyse hatte ihren eigentlichen Ursprung im heftigen Liebesverlangen einer der ersten Patientinnen, Anna O., ihrem Analytiker Josef Breuer gegenüber, der vor lauter Schreck die Analyse abbrach und sogleich mit seiner Ehefrau eine lange verschobene Hochzeitsreise nachholte. Freud übernahm die Analyse und verstand die Liebe der Patientin als Übertragungsgeschehen, er fühlte sich als Person und Mann gar nicht gemeint und sah das Ganze sozusagen wissenschaftlich. Am Beispiel der Liebesübertragung, die der Analytiker keinesfalls konkret als Verführung oder Angebot einer realen Liebesbeziehung verstehen sollte, entwickelte Freud (1915a) das Konzept der Abstinenz. Abstinenz bedeutet in unserem Zusammenhang, dass der Spielraum der Beziehung, den ich als Grenz-

und Kontaktbereich verstehe, als Fantasieraum erhalten bleiben soll und nicht durch reales Handeln modifiziert bzw. gleich ganz zerstört werden darf.

> »Die Gewährung des Liebesverlangens der Patientin ist also ebenso verhängnisvoll für die Analyse wie die Unterdrückung desselben. Der Weg des Analytikers ist ein anderer, ein solcher, für den das reale Leben kein Vorbild liefert. Man hütet sich, von der Liebesübertragung abzulenken, sie zu verscheuchen oder der Patientin zu verleiden; man enthält sich ebenso standhaft jeder Erwiderung derselben. Man hält die Liebesübertragung fest, behandelt sie aber als etwas Unreales, als eine Situation, die in der Kur durchgemacht, auf ihre unbewußten Ursprünge zurückgeleitet werden soll und dazu verhelfen muß, das Verborgenste des Liebeslebens der Kranken dem Bewußtsein und damit der Beherrschung zuzuführen« (ebd., S. 314f.).

Abstinenz ist nun wirklich eine Grenze; sie bedeutet einerseits, den Spielraum der Beziehung nicht mit Handeln (»Agieren«) zu stören, damit sich die unbewusste Fantasiewelt der Patientin entfalten kann und sichtbar wird, andererseits ist sie die strikte Forderung an den Analytiker, *seine* Bedürfnisse, narzisstische, sadistische und sexuelle, zurückzuhalten und sie nicht etwa in die Beziehung einzubringen (Hirsch, 1998a, 2012). Das erinnert an Winnicott, der über die Gefahr spricht, in die Fantasiewelt des Kindes fremdes Material, sozusagen die Geste der Mutter in die frühe Mutter-Kind-Beziehung, einzubringen, was verfolgend erlebt würde. Das gelte auch für die Analyse:

> »Analytiker müssen sich dessen bewußt sein, damit sie beim Patienten nicht ein Gefühl des Vertrauens und einen Zwischenbereich, in dem Spiel stattfinden kann, schaffen und dann in diesen Bereich etwas einführen, das eigentlich aus ihrer eigenen […] Vorstellungswelt stammt« (Winnicott, 1979 [1971], S. 118).

Um wie viel destruktiver ist aber das Einbringen nicht nur der fremden Fantasie, sondern einer aggressiven oder sexuellen Handlung, die geeignet ist, die Identität der Patientin zu zerstören und umzudefinieren?

Winnicott (1979 [1971]) versteht Psychotherapie also als gemeinsames spielerisches Ausloten dessen, was in der Beziehung – erst einmal verborgen – enthalten ist:

> »Psychotherapy takes place in the overlap of two areas of playing, that of the patient and that of the therapist. Psychotherapy has to do with two people playing together. The corollary of this is that where playing is not possible then the work done by the therapist is directed towards bringing the patient from a state of not being able to play into a state of being able to play« (Winnicott, 1971, S. 38).

Man könnte etwas spöttisch ergänzen: Wenn der Therapeut nicht spielen kann, hat er seinen Beruf verfehlt.

Psychoanalyse als »Deutungskunst« – die Anwendung der korrekten Deutung zum richtigen Zeitpunkt – ist dementsprechend heute obsolet, denn der Analytiker sollte nicht deuten, was er im Patienten vermutet, als hätte er eine objektive Wahrheit erkannt, die dem Patienten bisher verborgen geblieben ist. Schon vor fast 90 Jahren hat Sándor Ferenczi (1964 [1933]) die Hypokrisie, also die Heuchelei oder Überheblichkeit des Analytikers, der mit seiner Deutung dem Patienten etwas überstülpt, was dieser nicht nachvollziehen und auf sich beziehen kann, weil es ihm zu fremd ist, an den Pranger gestellt. Der Patient kann sich aber gegen die Autorität des Analytikers (auf den er natürlich den allmächtigen Vater überträgt) nicht wehren, weshalb er verstummt und sich scheinbar anpasst und unterwirft. Winnicott (1979 [1971]) hat ebenfalls deutliche Worte in Richtung orthodoxer Psychoanalyse gefunden:

> »Vorzeitige Deutungen des Materials stellen eine Belehrung dar und führen zur Anpassung [...]. Als Folge von Deutungen, die außerhalb des Überschneidungsbereichs des gemeinsamen Spiels von Patient und Analytiker gegeben werden, entsteht Widerstand. Deutungen sind einfach nutzlos oder wirken verunsichernd, wenn der Patient die Fähigkeit zu spielen nicht hat« (ebd., S. 63).

Oder wenn der Analytiker sie nicht hat, muss man ergänzen.

Heute unterscheidet man zwischen einer solchen »gesättigten«, das heißt einer von der Überzeugung des Analytikers bestimmten Deutung und einer »ungesättigten« (Ferro, 2002, S. 6), die ein Angebot darstellt, das die Patientin annehmen und weiterentwickeln oder aber ablehnen kann (z. B. »Nein, meine Mutter hätte das nie so gemacht …«). Eine gesättigte Deutung wäre die Geste des Analytikers, die er sozusagen autoritär, gewaltsam in den Beziehungsraum einbringt; man kann da wohl schon von Grenzüberschreitung sprechen. Auch ein suggestives Vorgehen im Sinne von »Sie schaffen das, ich traue es Ihnen zu« oder »Versuchen Sie es nur« kann man als Intrusion von etwas Fremdem verstehen, als ob der Therapeut sich selbst übergriffig in die Psyche des Patienten hineinbegibt. Eine nachhaltige Wirkung ist so nicht zu erzielen.

Wie gut, dass die Psychoanalyse in ihrer Entwicklung inzwischen diese Probleme erkannt und im Sinne des Konzepts der intersubjektiven, gemeinsamen Gestaltung der therapeutischen Beziehung mittlerweile auch gelöst hat. Gelten die Forderungen nach einer wohlverstandenen Abstinenz aber nicht für alle professionellen Beziehungen, in denen ein Machtgefälle herrscht? Ist nicht auch der Supervisor in Gefahr, seine Sicht der zu erforschenden Dynamik zwischen dem Supervisanden und seinem Klienten, vielleicht sogar die Übertragungs-Gegenübertragungsbeziehung von Supervisor und Supervisand allzu schnell ins Spiel – oder eben gerade nicht ins Spiel – zu bringen? Ist es nicht das Problem in jedem Lehrer-Schüler-Verhältnis, in jeder Beziehung zwischen Vorgesetztem und Untergebenen, zwischen Eltern und ihren Kindern? Apropos Abstinenz: Enthält die Forderung nach Abstinenz in all diesen Beziehungen nicht auch das Zurückstellen des Bedürfnisses der Mächtigen, ihre Macht zu missbrauchen oder die Beziehung intimer werden zu lassen, als es dem wohlverstandenen Interesse des Schützlings entspricht? Jedes Ausagieren von Macht zu eigenen Zwecken, jede Aufforderung, narzisstisch erhöht, also bewundert zu werden, jede Intimität aus eigenen, sexuellen Bestrebungen ist eine Grenzüberschreitung, und zwar eine Überschreitung der Grenzen der Macht sowie der Grenze der beiden Personen, die in Beziehung stehen. Und noch weitergehend kommt es so zur Zerstörung des interpersonellen Beziehungsraums, zur Beraubung der Eigenständigkeit, ja, der Identität des Unterlegenen.

Die gewaltsame Umdefinierung der Beziehung durch den Mächtigen beschreibt die Autorin Anonyma (1988), die Opfer eines sexuellen Missbrauchs durch ihren Lehranalytiker geworden war, eindrucksvoll: In einer kindlichen Regression gibt sie dem Bedürfnis nach, ihren Analytiker mit den Fingerspitzen zu berühren, eine Geste, die von ihm absichtlich missverstanden und zu eigenen sexuellen Zwecken umgedeutet wird:

> »Schließlich bin ich angekommen. Immer noch auf den Knien hebe ich den Kopf und schaue ihn an. […] Ich bin sehr glücklich, in seiner Nähe zu sein. […] Leicht und vorsichtig berühren meine Finger seine Schläfen und seine kalten Hände. Endlich, nach diesem langen Weg das Glück. Er sieht mich nicht an. Sein Gesichtsausdruck ist streng. […] Und ich gehe auf meinen Platz auf der Couch zurück. […] Die darauffolgende Sitzung beginnt wie gewohnt. ›Bonjour, Monsieur.‹ ›Bonjour, Madame.‹ […] Er fragt mich plötzlich: ›Glauben Sie nicht, daß ich dahin kommen kann, wo Sie sind?‹ ›Nein.‹ ›Sie glauben das nicht?‹ ›Nein.‹ ›Aber natürlich!‹ Ich höre, wie er aufsteht. Mit zwei schnellen Schritten ist er neben mir auf der Couch und nimmt mich in die Arme« (ebd., S. 63f.).

Die analytische Beziehung ist beendet, beide, Analytiker und Analysandin, existieren nicht mehr. Vollends verwirrt muss aber das Opfer sein, wenn der Mächtige weiter darauf besteht, die Beziehung zu definieren, wie es ihm beliebt: Mal ist er Geliebter, mal Analytiker. Anonyma berichtet von der ersten Sitzung nach dem ersten sexuellen Kontakt:

> »Er öffnet mir höflich wie gewohnt die Tür. Wir geben uns höflich die Hand: Madame, Monsieur. Im Sprechzimmer gehe ich unbefangen auf ihn zu und will ihn umarmen. Er weist mich zurück. Ich verstehe nicht, was das zu bedeuten hat. Ich will mich nicht hinlegen. Ich bleibe auf meinem Stuhl sitzen. Ungewöhnlich ernst fordert er mich auf, mich hinzulegen. Schließlich gehorche ich ihm widerwillig. Ich will ihm sagen, daß wir unmöglich so tun können, als wäre nichts geschehen. Aber ich gebe nach, beuge mich seinem Willen. Ich versuche wie gewohnt von meiner Kindheit zu sprechen; brav wie gewohnt, einer tyrannischen, besitzergreifenden Mutter gehorsam, die von mir stets das Unmögliche verlangt hat; nur nicht widersprechen, ihren Geboten folgen. […] Vor allem ihre Liebe nicht verlieren« (ebd.).

Grenzüberschreitung und Machtmissbrauch gehen in verschiedenen Stufen vor sich. Zuerst erfolgt die gewaltsame Umdefinition der Identität der Beteiligten und ihrer Beziehung. Das Ergebnis ist im Falle des familiären Missbrauchs, aber auch im eben geschilderten Beispiel einer entgleisten professionellen Beziehung, eine Verwirrung über den Begriff »Liebe«: Das Kind erwartet eine durchschnittliche Elternliebe und wird brutal mit der Sexualität eines Erwachsenen konfrontiert. Ferenczi nannte das »Sprachverwirrung zwischen den Erwachsenen und dem Kind« (1964 [1933]), die Verwirrung über den Begriff »Liebe«, die Elternliebe gegenüber der Sexualität des Erwachsenen. Es ist aber nicht nur die Vergewaltigung an sich, sondern das Kind entwickelt extreme Trennungsängste. Es hat Angst, den Vater zu verlieren, denn ein Vater, der Sex mit seiner Tochter hat, ist kein Vater mehr. Auch das Kind hört auf zu existieren, denn zu einem Kind passt diese Art von Sexualität nicht. Ebenso verlöre die Analysandin (oder die Supervisandin) ihren Analytiker (ihren Supervisor).

Ein zweiter Faktor verstärkt die Verwirrung. Es ist das »Leugnen des Stattgefundenen« (ebd.) durch den Täter selbst, wie im Beispiel von Anonyma. Denn als sie annimmt, sie habe zwar einen Analytiker verloren, dafür aber einen Geliebten gewonnen, wird sie enttäuscht: Der Analytiker besteht auf seiner Rolle. Das Setting der Sitzungen, die Zeit, der Raum und sogar das Honorar werden strikt eingehalten. Sexualität findet ausschließlich in der Praxis statt, es gibt keinen Kontakt außerhalb. Man muss es Perversion nennen, dass das zum Schutz der Patienten wohldefinierte Setting, das aus dem Rahmen der regelmäßigen, zeitlich und räumlich definierten Sitzungen, der Abstinenzregel und der Asymmetrie (d. h., es geht ausschließlich um die Patientin, nicht um die Probleme des Analytikers) besteht, nun zum Schutz des Analytikers dienen soll: Bloß keine private Beziehung, bloß keine Gleichberechtigung, keine Komplikationen. Letztlich dient die Ritualisierung der Beziehung der Minderung der Symbioseangst des Analytikers (Hirsch, 1993b, 2012).

Grenzüberschreitung bedeutet Missachtung der Definition der Beziehung und betrifft auch die Identität des Opfers. Ich denke, das Wesen der Destruktion liegt in einem Angriff auf die Grenzen der Patientin, der ihre Identität bedroht oder völlig infrage stellt, ihre Identität als Hilfesuchende, Schutzbefohlene und in der Übertragung auch als zu versorgendes Kind. Der zentrale Angriff richtet sich gegen die Bedeutung des kindlichen Kontaktangebotes, der kindlichen Geste der Patientin, indem entsprechend der »Sprachverwirrung« Ferenczis (1964 [1933]) der Begriff der unschuldigen Liebe vom Analytiker gewaltsam umgedeutet und mit der Bedeutung »erwachsener« Sexualität versehen wird, genau wie beim familiären Inzest (vgl. Hirsch, 1999 [1987]).

Jede Form von Gewalt schwächt oder zerstört die Ich-Grenzen, grenzüberschreitende Traumatisierung schwächt oder zerstört die Fähigkeit zur Symbolisierung (vgl. Hirsch, 2004a). Es gibt keinen Vater mehr, wenn der Vater der Täter ist, und auch keine Mutter, denn eine Mutter würde ihr Kind schützen. Die Grenzen zwischen Täter und Opfer verschwimmen, das Opfer ist verwirrt. Hat es verführt oder wurde es verführt? Ist es schuldig oder unschuldig (alle Opfer jeder Gewaltform entwickeln Schuldgefühle)? Ist es Täter oder Opfer? Schon Ferenczi (1964 [1933]) hat dieses Phänomen der Auflösung der Selbst-Objekt-Grenzen beschrieben:

> »Doch dieselbe Angst [...] zwingt sie automatisch, sich dem Willen des Angreifers unterzuordnen, jede seiner Wunschregungen zu erraten und zu befolgen, sich selbst ganz vergessend sich mit dem Angreifer vollauf zu identifizieren. Durch die Identifizierung, sagen wir Introjektion des Angreifers, verschwindet dieser als äußere Realität und wird intrapsychisch, statt extrapsychisch [...]. Jedenfalls hört der Angriff als starre äußere Realität zu existieren auf, und in der traumatischen Trance gelingt es dem Kind, die frühere Zärtlichkeitssituation aufrechtzuerhalten. Doch die bedeutsamste Wandlung, die die ängstliche Identifizierung mit dem erwachsenen Partner im Seelenleben des Kindes hervorruft, ist die Introjektion des Schuldgefühls des Erwachsenen [...]. Erholt sich das Kind nach solcher Attacke, so fühlt es sich ungeheuer konfus, eigentlich schon gespalten, schuldlos und schuldig zugleich, ja mit gebrochenem Vertrauen zur Aussage der eigenen Sinne« (ebd., S. 518f.).

Da wir alle einmal Kinder waren, sind wir in Gefahr, uns mit den Mächtigen zu identifizieren und den Missbrauch von Macht zu übersehen, buchstäblich darüber hinwegzusehen. In der Verantwortung der Mächtigen liegt es, die Entwicklung der ihnen Anvertrauten zu begleiten und zu fördern. Ich denke an Walter Schindler (1980 [1951], S. 39), einen der Pioniere der analytischen Gruppenpsychotherapie, der wahre Autorität vom Lateinischen *augere*, wachsen lassen, abgeleitet wissen wollte, das heißt die Aufgabe besteht darin, Entwicklung und Kreativität zu fördern und nicht das Eigene, die Vorstellungen des Mächtigen, dem Anvertrauten überzustülpen. Indem der Analytiker, der Supervisor, der Lehrer, der Vorgesetzte sich einschränkt und begrenzt, öffnet er eben den interpersonellen Raum, um den es mir geht und der Wachstum und Entwicklung ermöglicht. Das bedeutet unter Umständen den Verzicht, eigene Bedürfnisse befriedigen zu wollen.

Jeder Mensch hat bei aller Notwendigkeit, in Beziehungen zu leben, das Bedürfnis nach Abgrenzung und Selbstbestimmung. Der Säuglingsforscher Bertrand Cramer hat eine Beobachtung mitgeteilt, die mich sehr beeindruckt hat und die ich als Bild für ein basales Autonomiebestreben verstehe. Ihm fiel im Gespräch mit einer Mutter und ihrem sechs Wochen alten Säugling auf, dass das Kind von Zeit zu Zeit den Blick vom »Glanz im Auge der [liebenden] Mutter« (Kohut, 1973 [1971b]) abwendete. Der Kinderpsychiater forderte die Mutter auf, das Kind so zu drehen, dass sich ihre Blicke wieder begegneten. Das Kind wendete wieder den Kopf. Als die Mutter das Köpfchen des Kindes festhalten sollte, begann es zu schreien.

Die Mutter-Kind-Beziehung ist ja keine professionelle, aber die Macht ist doch ziemlich ungleich verteilt. Die Aufgabe der mütterlichen Pflegeperson wäre nun aber, das So-Sein des Kindes, seine Bedürfnisse, aber auch seine Intentionen und Aktivitäten sozusagen als gleichberechtigt zu achten. Säuglingsforscher wie Daniel Stern (1985) und Berry Brazelton (Brazelton & Cramer, 1991 [1989]) sind überzeugt, dass sich zwischen Mutter und Säugling in vorsprachlicher Zeit ein Spiel der Kommunikation, des Sich-Kennenlernens entwickelt, in dem beide gleichberechtigte Partner sind. Das bedeutet ein Aufrichten von Grenzen zwischen den beiden im Sinne des Spielraums, wie ich es verstehe, und die Bildung und Festigung von Ich-Grenzen, von Identität – das Kind lernt sich kennen im Spiel mit der Mutter.

Das Bedürfnis der Selbstbestimmung, das heißt der Achtung der eigenen Grenzen durch den Anderen, bleibt das ganze Leben über bestehen. Stellen wir uns einen zehnjährigen Jungen vor, der zusammen mit seiner – alleinerziehenden – Mutter zum Geburtstag der Tante eingeladen ist. Mutter und Sohn betreten deren Wohnung, und die Mutter sagt freudig zu dem Jungen: »Sieh mal, da ist ein ganzer Teller mit deinem Lieblingskuchen; sicher möchtest du gleich ein Stück!« Dem Jungen, mit dem ich mich natürlich identifiziere, bleibt nichts anderes übrig, als zu antworten: »Nein, hab keinen Hunger.« Denn der Übergriff der Mutter ist ein Berauben des Willens des Kindes, gegen das er sich wehren, abgrenzen muss, es ist eine Grenzverwischung zwischen Mutter und Sohn. Vielleicht ist die Tante ja Kindertherapeutin, hat die Szene beobachtet und nimmt etwas später den Jungen beiseite: »Komm mal in die Küche, ich hab dir von dem Kuchen zwei Stück aufgehoben.« Die Tante hätte eine Triangulierungsfunktion übernommen.

Schon 1975 sahen die Psychoanalytiker James Masterson und Donald Rinsley (1975) den Ursprung der Borderline-Pathologie in der Wiederannäherungsphase, das heißt in der Zeit, in der das zwei- bis dreijährige Kind in der Lage ist, sich aus eigenem Entschluss von der Mutter wegzubewegen, aber dann sozusagen zum »Auftanken« zur mütterlichen Brust zurückkehren muss. Die Mutter sollte sich über beide Bewegungsrichtungen freuen können; sowohl darüber, dass das Kind inzwischen so selbstständig ist, als auch darüber, dass es aber doch noch die liebende Mutter braucht. Aber es ist furchtbar, wenn sie gekränkt ist, weil das Kind sie allein lässt, nach allem, was sie für es getan hat. Und wie mag es auf das Kind wirken, wenn es zurückkommen will und die Mutter es abweist: »Bitte, wenn du dich entfernen kannst, dann brauchst du auch nicht mehr zurückzukommen, geschieht dir ganz recht.« Die Grenzüberschreitung ist eigentlich eine Missachtung des So-Seins des Kindes und eine fehlende Anerkennung der Legitimität seiner Bestrebungen. Es ist, als ob die Mutter sich mit ihrer Deutung des Geschehens und ihren Gefühlen intrusiv in das Kind hineinbegibt. Vielleicht ist sie aus eigener Bedürftigkeit nicht in der Lage, das Kind empathisch zu verstehen, das wäre eine andere, wünschenswerte Art des Sich-Hineinversetzens.

Andererseits ist die Eltern-Kind-Beziehung keine therapeutische. Auch hierarchische Beziehungen in Wirtschaft und Wissenschaft sind es nicht. Es gibt dort auch eine Realitätsebene: Kinder brauchen Grenzen, die durchgesetzt werden wollen, sie wachsen daran. Und natürlich sind Führungskräfte verpflichtet, zu strukturieren und zu fordern im Sinne gemeinsamer Ziele. Auch hier gibt es Asymmetrien, die notwendig und sinnvoll sind. Asymmetrie bedeutet ja nicht Machtmissbrauch und Macht an sich ist nicht negativ.

Zum Schluss möchte ich noch einen Schritt weitergehen: Kann man nicht sagen, dass in *allen* Beziehungen, in professionellen und nichtprofessionellen, in familiären und Partnerbeziehungen und auch in allen denkbar anderen Beziehungen die Grenzen des Anderen und auch die eigenen zu respektieren sind? Sicher kommt es dabei auf die Qualität der Beziehung an. Jemanden, den man kennt oder liebt, wird man eher achten als den anonymen Mitmenschen. Aber man könnte denken, dass es ebenso wünschenswert – wie wohl auch unrealistisch – ist, dass in *allen* Beziehungen Grenzüberschreitungen durch Intrusion, Entwertung, Intrige, Beschuldigung und Beschämung (»Mobbing«) vermieden werden sollten zugunsten eines gelingenden Zusammenlebens. Ist es heute noch erstrebenswert, Rücksicht, Empathie und Taktgefühl aufzubringen und sich und seine Interessen nicht bedingungslos an die erste Stelle zu setzen?

Geheimnisvolle Kanäle der Ansteckung[3]

Empathie, Identifikation, Übertragung, Resonanz

> »Eine andere Ahnung kann uns sagen, daß wir weit davon entfernt sind, das Problem der Identifizierung erschöpft zu haben.«
>
> *Sigmund Freud (1921c, S. 118f.)*

Wir wissen nicht wirklich, wie das vor sich geht. Was ist Empathie? Was ist Identifikation? Diese »okkulten« Vorgänge sind zentral für das, was wir in der analytischen Psychotherapie Übertragung, Gegenübertragung und projektive Identifikation nennen, aber auch für Verliebtheit und Liebe und für die Mentalisierungsfähigkeit; in Gruppen nennen wir es Resonanz. Und welche Rolle spielt der Körper bei diesen auf Intuition und Emotionen beruhenden Phänomenen, die Sigmund Freud auch manchmal »psychische Infektion« (1896c, S. 445; 1900a, S. 155) nannte, ohne sie wirklich erklären zu können. Es wird hier um Beziehungsphänomene gehen, um psychische Vorgänge, welche die Qualitäten von Beziehungen zwischen Menschen bestimmen. Meine Gedanken kreisen dabei um zwei Begriffe: Identifikation und Übertragung, Phänomene, die man zwar beschreiben und sich mit ihrer Hilfe verständigen kann, deren Wirkmechanismen man aber, je mehr man sich mit ihnen beschäftigt, immer weniger wirklich begreifen kann.

Ich beginne mit dem Thema, das mich seit Langem beschäftigt: Die Folgen traumatisierender Gewalteinwirkung in der Familie auf das Kind. Ich folge dabei meinem neben Freud wichtigsten Vorbild Sándor Ferenczi, der 1933 mit seinem Aufsatz *Sprachverwirrung zwischen den Erwachsenen und dem Kind* (1964 [1933]) die Grundlage für eine psychoanalytische Traumatologie gelegt hat. Ferenczi beschreibt eine Form der Abwehr der

---

3 Wesentlich erweiterte Fassung meines Vortrags auf der Tagung der ÖAGG (Österreichische Arbeitsgemeinschaft für Gruppenpsychotherapie und Gruppendynamik) in Wien vom 1. bis 3.4.2022 (unveröffentlicht).

Gewalt, die ein Sich-Aufgeben, eine Unterwerfung unter die Gewalt und den Täter und das Gewaltsystem bedeutet, ein vollständiges Akzeptieren des traumatischen Systems, ein introjektives Hinnehmen der Gewalt, sodass der Täter »gut« bleiben kann, weil er ja lebensnotwendig gebraucht wird (z. B. ein liebender Vater), während das Böse, das in der traumatischen Gewalt enthalten ist, in das Kind bzw. das Opfer gelangt. Dort wirkt es fortan selbstwerterniedrigend und regelmäßig Schuldgefühle verursachend; das Opfer empfindet das Schuldgefühl, das der Täter nicht haben kann. Ferenczi schreibt: »Doch dieselbe Angst [...] zwingt sie automatisch, [...] sich selbst ganz vergessend, sich mit dem Angreifer vollauf zu identifizieren« (ebd., S. 518f.).

Hier wird eine Form der Identifikation mit dem Aggressor beschrieben – der Begriff stammt übrigens von Ferenczi, der ihn drei Jahre vor Anna Freud formulierte, die meist als Urheberin genannt wird (vgl. Hirsch, 1996) –, die den Täter und seine gewaltsame Tat an die Stelle des Selbst setzt, sich ihm unterwirft und sich dafür selbst aufgibt. So wie das Folteropfer schließlich als lebensrettende Maßnahme nichts anderes mehr will, als seinem Folterer zu gefallen, von ihm geliebt zu werden und dafür alles tut. Es ist eine verschmelzende Identifikation, eine Fusion von Täter und Opfer, die Selbst-Objekt-Grenzen sind aufgehoben oder wenigstens stark geschwächt. Das Opfer denkt: »Mit mir kann man es machen, ich habe es nicht anders verdient«, genau wie der Täter sagt: »Mit dir kann man es machen.« Dieses Verschmelzen mit dem Anderen, das Verschmelzen des Opfers mit dem Täter, wird *primäre Identifikation* genannt. Es gibt dabei keinen Unterschied zwischen den Beteiligten, keine Grenze zwischen Selbst und Objekt.

Es existiert aber noch eine andere Form der Identifikation mit dem Aggressor, nämlich die *sekundäre Identifikation*. Das ursprüngliche Opfer besinnt sich sozusagen und lehnt es ab, weiterhin ein Opfer zu sein; vielmehr entschließt es sich, dem Täter nachzueifern, sich mit ihm – sekundär – zu identifizieren, ihn zu imitieren und selbst Gewalt gegen Schwächere auszuüben. Die Formel dafür wäre: »Mir haben die Prügel nicht geschadet, also prügele ich meine Kinder, damit einmal etwas aus ihnen wird!« Damit definiert der Betroffene sich als jemand Abgegrenztes, als jemand, der im eigenen Recht denkt, fühlt und handelt. Ich gebe zu, es ist etwas schwierig nachzuvollziehen, dass das Opfer, das doch Opfer bleibt, mit dem Täter identisch sein soll, während das ursprüngliche Opfer, das den Täter imitiert und zum Täter wird, nun abgegrenzt, sozusagen ein Anderer sein soll, wo es doch auch ein Täter ist. Aber das primär identifizierte Opfer bleibt eben Teil des Gewaltsystems, fügt sich grenzenlos ein und gibt sich auf, während das sekundär identifizierte Opfer es vorzieht, sich der Unterwerfung zu verweigern und sich abgrenzt, obwohl es doch zum Täter wird, wie der ursprüngliche Täter.

Wir sind vertraut mit der Vorstellung, dass Identifikation ein Nacheifern, ein So-sein-Wollen wie der Andere bedeutet, also das, was man sekundäre Identifikation nennt. Weniger vertraut ist uns die andere Form der verschmelzenden, primären Identifikation. Verschmelzung bedeutet ja, im Anderen aufzugehen und zu ihm zu werden, während es bei der sekundären Identifikation darum geht, zu sein *wie* der Andere, indem man Aspekte von ihm übernimmt und seinem Selbst hinzufügt und es erweitert, dabei aber doch man selbst bleibt. Gustave Flaubert traut sich zu sagen: »Emma Bovary – c'est moi.« Er *ist* Madame Bovary, keineswegs nur *wie* sie. In allen Formen der Beziehungen zwischen Menschen, weit über den Bereich der traumatisierenden Gewaltbeziehungen hinaus, treffen wir beide Formen der Identifikation an.

Wenden wir uns nun den so vielfältigen Formen der Liebe zu, dieser die Menschen verbindenden Kraft, die sehr viel mit beiden Arten der Identifikation zu tun hat. Freud (1914c, S. 156f.) hat sich ja um die Frage gekümmert, wie die Wahl eines Liebesobjekts zustande kommt. Unter anderem findet er eine Form der Objektwahl, die aus dem Wunsch der Selbsterweiterung entsteht, also der sekundären Identifikation entspricht. Man wählt ein Objekt, das so ist (oder erscheint), wie man selbst sein möchte, aber selbst nicht ist. Das wäre die Dynamik der Selbstergänzung; in der Freud'schen Terminologie tritt das Liebesobjekt an die Stelle des Ich-Ideals (oder des glücklichen Ideal-Ichs, denn den Begriff Ich-Ideal verwendete Freud für das Über-Ich, bevor er letzteren Terminus gefunden hatte). Das betrifft auch besondere Begabungen, zum Beispiel verliebt sich ein musikbegeisterter Laie, der selbst kaum in der Lage ist, zu musizieren, in eine Musikerin mit der Fantasie, durch eine Vereinigung würde auch ihm das ersehnte Talent zufallen. Qualitäten wie höhere Bildung und Lebenserfahrung oder umgekehrt Jugendlichkeit und Lebendigkeit sollen dem jeweils Anderen zur Ergänzung dienen. Diese oft kollusive Dynamik spielt eine große Rolle bei der Liebe (und dann bei der Sexualität) zwischen Autoritätsfiguren und ihren Untergebenen (z.B. Lehrern und Schülerinnen oder Professoren und Studentinnen).

Eine andere Form der Identifikation entwickelt sich nach und nach als ein Zeichen dafür, dass das Stadium des ungeduldigen Sehnens und eigentlich (nur) Haben-Wollens abgelöst wird von einer Phase der Gegenseitigkeit: Indem ich dem Anderen gebe, gebe ich mir selbst in der Identifikation mit dem Beschenkten. Die Psychoanalytikerin Ethel Person (1990 [1988]) schreibt:

> »Das Urbild für diese idealisierende Sicht der geliebten Person ist das Bild der wirklichen oder imaginierten guten Mutter, jenes unbegrenzt gebende, alles spendende Wesen unserer Träume. [...] Das Kind internalisiert schon sehr früh das Bild des guten, liebenden Wesens und beginnt, sich mit ihm zu identifizieren. [...] Diese Identifizierung mit dem internalisierten Bild eines gebenden Wesens sorgt dafür, daß das Kind später in der Liebe die Fähigkeit – und den Wunsch – haben wird, nicht nur die passive, sondern auch die aktive Rolle zu übernehmen. So wie das Kind sich über die Imagination mit der Mutter (oder des ersehnten ›nährenden Wesens‹) identifiziert, identifiziert sich der Liebende mit der geliebten Person« (ebd., S. 156).

Was hier gemeint ist, muss primäre Identifikation genannt werden, die Freud (1921c) wohl im Sinn hatte, wenn er sagt, dass »die [...] Identifizierung die ursprünglichste Form der Gefühlsbindung an ein Objekt ist« (ebd., S. 118). Ein einziges Mal verwendet Freud (1923b) den Begriff »primäre Identifizierung« (ebd., S. 259), wenn er die »im frühesten Alter erfolgten Identifizierungen« (ebd.) primär nennt, die durch spätere Objektwahlen »verstärk[t]« (ebd.) werden. Inzwischen wird der Begriff primäre Identifikation für eine Form der Verschmelzung verwendet, bei der Subjekt und Objekt nicht (genügend) unterschieden sind, so wie wir uns die früheste Beziehung zwischen Mutter und Kind vorstellen. Ähnlich sind auch notfallmäßig verschmelzende Identifikationen von Opfern von traumatisierter Gewalt mit dem Täter, dem Aggressor, zu verstehen (vgl. Ferenczi, 1964 [1933]; Hirsch, 1996), bei der die Selbst-Objekt-Grenzen geschwächt oder verschwunden sind. »Das – mit dem Mund, der Haut, den Augen, der Atmung, den Ohren – wahrnehmende Subjekt wird eins mit dem wahrgenommenen Objekt, das entsprechend aus der Sicht (oder der Perspektive des jeweiligen Wahrnehmungsorgans) des Subjektes verschwindet« (Seidler, 2014, S. 406). Eine sekundäre Identifikation betrifft dagegen zwei voneinander abgegrenzte, sich als getrennt erlebende Individuen, von denen das eine Aspekte oder Bereiche des anderen identifikatorisch übernimmt und seinem Selbst hinzufügt.

Freud (1923b) sieht noch einen anderen Aspekt: Zu einer Zeit, in der er den Begriff »Über-Ich« noch nicht gefunden hatte und stattdessen »Ich-Ideal« und Gewissen verwendet, stellt er sich vor, dass in der Verliebtheit das Ich-Ideal (Über-Ich) versagt:

> »Es schweigt die Kritik, die von dieser Instanz ausgeübt wird; alles, was das Objekt tut und fordert, ist recht und untadelhaft. Das Gewissen findet keine Anwendung auf alles, was zugunsten des Objektes geschieht; in der Liebesverblendung wird man reuelos zum Verbrecher. Die ganze Situation läßt sich restlos in eine Formel zusammenfassen: *Das Objekt hat sich an die Stelle des Ichideals gesetzt*« (ebd., S. 125 [kursive Hervorheb. d. A.; im Orig. gesperrt]).

Das meint Barthes (1988 [1977]), der »seinen Freud« ja kennt: Der Verliebte sagt »zu allem ja« (ebd., S. 182).

Freud (1923b) fragt sich darüber hinaus, ob die Identifizierung mit dem geliebten Objekt nicht noch weiter gehen kann, »nämlich *ob das Objekt an die Stelle des Ichs oder des Ichideals gesetzt wird*« (ebd., S. 126 [kursive Hervorheb. d. A.; im Orig. gesperrt]). Das Liebesobjekt hat also nicht nur das Über-Ich ersetzt, sondern das Ich geht in ihm völlig auf; hier haben wir wieder das Verschmelzungsmoment der (ineinander) Verliebten. Ähnliche Verhältnisse gibt es übrigens in der Masse, in welcher der Einzelne aufgeht (Freud, 1921c); ich komme später noch darauf zurück. Freud findet Übereinstimmungen der *Verrücktheit* der Verliebten mit der Hypnose:

> »Dieselbe demütige Unterwerfung, Gefügigkeit, Kritiklosigkeit gegen den Hypnotiseur wie gegen das geliebte Objekt. Dieselbe Aufsaugung der eigenen Initiative; kein Zweifel, der Hypnotiseur ist an die Stelle des Ichideals getreten. [...] Der Hypnotiseur ist das einzige Objekt, kein anderes wird ne-

> ben ihm beachtet. […] Die hypnotische Beziehung ist eine uneingeschränkte verliebte Hingabe bei Ausschluß sexueller Befriedigung, während eine solche bei der Verliebtheit doch nur zeitweilig zurückgeschoben ist und als spätere Zielmöglichkeit im Hintergrunde verbleibt« (ebd., S. 126).

Und schließlich meint Freud (1930a, S. 423), dass es keine Grenze mehr gibt zwischen den heftig Verliebten, sie seien überzeugt, eine ungetrennte Einheit zu sein.

Michael Balint (1966 [1937]) lässt die frühe, primäre Liebe des Säuglings zur Mutter, die Liebe der Erwachsenen und auch Bereiche der analytischen Beziehung parallel gehen, wenn er eine »primitiv-egoistische Form der Liebe« (ebd.) annimmt:

> »Was mir gut ist, ist dir recht, d. h. sie kennt keinen Unterschied zwischen Eigeninteressen und den Interessen des Objekts, sie nimmt als selbstverständlich an, daß die Wünsche des Partners mit den eigenen identisch sind. Über diese Einstimmigkeit hinausgehende Ansprüche des Objekts sind unerträglich, sie rufen Angst und Aggression hervor. Dieselbe Einstellung entwickelt sich regelmäßig im Laufe der analytischen Kur. Hier kann neben dem rücksichtslosen Egoismus auch eine andere Eigenschaft dieser Objektrelation gut beobachtet werden: die paranoide Empfindlichkeit. Alles dreht sich um den Patienten, aus allem werden Schlüsse gezogen, ob er genügend geliebt, beachtet wird, oder nicht« (ebd., S. 105).

Es wird immer eine Sehnsucht nach einem paradiesischen Einheitszustand bleiben, wie wir ihn uns in der intrauterinen Existenz vorstellen. Und wir werden ihn nicht erreichen, außer vielleicht als wahnhafte Halluzination und auf eine körperlich-psychische Weise im geglückten gemeinsamen Orgasmus. M. Balint sagt dazu: »Es ist eine banale Wahrheit, daß das letzte Ziel aller Triebe die Verschmelzung mit dem Objekt, die Herstellung der Ich-Objekt-Einheit ist. Der Erwachsene kommt im Orgasmus diesem Urziel am nächsten« (ebd.). Vielleicht kann man die Traurigkeit *post coitum* (»post coitum omne animal triste«) so verstehen: Im Orgasmus hat man für einen Augenblick das ersehnte Verschmelzungsziel erreicht, hat eine Ahnung vom »Paradies« bekommen und es gleich wieder verloren – was folgt ist Trauer.

Wenn man sich wundert, dass der Begriff »primäre Identifikation« in Winnicotts Werk fast nicht vorkommt, findet man eine Erklärung darin, dass er die *mütterliche* Seite desselben Geschehens untersucht hat; er nennt den Part der Mutter »primäre Mütterlichkeit« (Winnicott, 1976 [1958], S. 157). Hier identifiziert sich die Mutter in einem besonderen Zustand der Reverie, in einer verschmelzenden Identifikation mit den Bedürfnissen und Befindlichkeiten des Säuglings in den ersten Wochen seines Lebens, während sich das Kind wiederum mit dieser Mutter-Funktion identifiziert – als wären beide ungetrennt eins. Die gegenseitige Identifikation ist aber unterschiedlich: Winnicott nennt die Seite der Mutter »bewußte, aber auch tief unbewußte Identifizierung der Mutter mit dem Kind« (ebd., S. 154), während er von der Abhängigkeit des Kindes von der Mutter spricht. Die deutsche Übersetzung ist übrigens nicht ganz korrekt. Winnicott sagt »primary maternal preoccupation« (1958, S. 300), also »primäre mütterliche Sorge«.

Alice Balint (1966 [1939]) hat dasselbe schon früh »triebhafte Mütterlichkeit« (ebd., S. 128) genannt, im Gegensatz zur »kulturellen«, sozusagen sekundär erworbenen Mütterlichkeit. Die Mutter entwickelt einen »Zustand erhöhter Sensibilität während und besonders gegen Ende der Schwangerschaft«, der »einem Zustand des Entrücktseins oder Dissoziiertseins vergleichbar [ist], auch einer Bewußtseinstrübung« (ebd., S. 155).

Winnicott (1976 [1958]) meint eine »hingebungsvolle« *(devoted)* Mutter, die in der Lage ist, »sich von Anfang an mitfühlend und einsichtig den Bedürfnissen des Kindes anzupassen«, das ist ein »vorübergehendes Aufgehen im Kinde«. Die Mutter *fühlt sich selbst an den Ort des Kindes*: »[S]he can feel herself into the place of her infant's place« (Winnicott, 1958, S. 304), nur so ist ein *voranschreitendes Sein* (»going on being« [ebd., S. 303]) des Kindes möglich. Die Bedürfnisse, ja das Sein des Kindes einfühlend zu erspüren kann man wohl primäre Identifikation nennen. Wilfred Bion nennt es »mütterliche Reverie« (1990 [1962]), Traumzustand.

Andere Verschmelzungszustände von Mutter und Kind, die weit ins Pathologische reichen, mag man sich nicht vorstellen: A. Balint (1966 [1939]) berichtet von einer Mutter, die, »in unglücklicher Ehe lebend«, ihre beiden Töchter tötete und auch sich selbst umzubringen versuchte.

Sie sei ja nicht gemeingefährlich, wurde gesagt, sie habe ja »nur ihre eigenen Kinder getötet«. Es wurde immer deutlicher, dass »ihr der Gedanke, die Kinder hätten auch etwas zu sagen gehabt, gar nicht in den Sinn kam. Sie betrachtete das ganze Geschehen als ihre innere Angelegenheit [...], *denn das eigene Kind ist doch nicht die Außenwelt*« (ebd., S. 124f. [kursive Hervorheb. im Orig.]). So gibt es keine Grenzen zwischen Mutter und Kind, sie sind eins, Mutter-Körper und Kind-Körper sind verschmolzen. Heute begegnen uns immer wieder sogenannte Münchhausen-by-proxy-Mütter, die nicht ihren eigenen Körper künstlich krank machen, sondern den ihres Kindes, als wären beide vertauschbar.

Auf die Liebesbeziehung angewendet findet Person (1990 [1988) Begriffe, die direkt aus der Säuglingsforschung stammend verstanden werden können:

> »Diese höhere Realität, die die Liebenden entdecken, ist das Erlebnis der Verschmelzung [...]: Sie beinhaltet eine gegenseitige Durchdringung der Persönlichkeitskerne. Dieser Identifikationsvorgang ist nicht so einfach nachzuvollziehen. Er beinhaltet sowohl das Moment des Aufgehens in der geliebten Person als auch das Moment der Ausdehnung des eigenen Selbst« (ebd., S. 163).

Kann man nicht annehmen, dass Platon in seinem im *Symposion* (1986) entworfenen Bild vom ursprünglich vollständigen Menschen (eine Kugel mit vier Armen und vier Beinen und einem Kopf mit zwei Gesichtern), der, von der Göttern getrennt, sich immer nach der ursprünglichen Ganzheit sehnt, einen Mutter-Kind-Mythos geschaffen hat?

> »Wonach er immer schon strebte, durch Nahe-Sein und Verschmelzung mit dem Geliebten aus zweien einer zu werden. Hiervon ist nun dies die Ursache, daß unsere ursprüngliche Beschaffenheit diese war und wir ganz waren, und dies Verlangen eben und Trachten nach dem Ganzen heißt Liebe« (Platon, 1986; zit. nach Person, 1990 [1988], S. 107).

Genau wie es Barthes (1988 [1977]) andeutet: »[E]s ist die Heimkehr zur Mutter [...]. In diesem verlängerten Inzest ist dann alles außer Kraft gesetzt: die Zeit, das Gesetz, das Verbot« (ebd., S. 214). Freud (1923b) lokalisiert die primäre Identifikation, also eine primäre Liebe, eine Urform (M. Balint, 1966 [1937]) der Beziehung, in der Zeit vor jeder Objektbeziehung. Die primäre Liebe beruht auf einer primären Identifikation, die Objektbeziehung, also die Objektliebe, auf einer sekundären Identifikation.

Ozeanisches Gefühl

Es gibt eine Anzahl von Bereichen, in denen und durch jene die Menschen danach streben, in einem glückseligen Gefühl mit etwas Überirdischem zu verschmelzen; es ist das, was Freud (in einem Briefwechsel mit Romain Rolland) »›ozeanische[s]‹ Gefühl« (1930a, S. 422) genannt hat. Liegt es nicht nahe, ein solches seliges Verschmelzungsgefühl mit der Sehnsucht nach der anfänglichen Mutter-Säugling-Einheit zu verstehen, als Versuch, dahin zurückzukehren? Freud beschreibt es als »Empfindung der ›Ewigkeit‹ [...], ein Gefühl wie von etwas Unbegrenztem, Schrankenlosem, gleichsam ›Ozeanischem‹« (ebd.). Es ist für ihn »die Quelle der religiösen Energie, die von den verschiedenen Kirchen und Religionssystemen gefaßt [und] in bestimmte Kanäle geleitet« (ebd.) wird. Freud konnte es allerdings nicht in sich selbst entdecken, »[a]lso ein Gefühl der unauflösbaren Verbundenheit, der Zusammengehörigkeit mit dem Ganzen der Außenwelt« (ebd.). Freud nimmt an, dass es am Anfang des Lebens nicht möglich ist, das Ich von der Umwelt zu unterscheiden, alles ist eins. Übrigens sind Ferenczis »Protopsyche« (1964 [1919b], S. 138) zufolge auch der eigene Körper und das psychische Selbst ungetrennt.

> »Ursprünglich enthält das Ich alles, später scheidet es eine Außenwelt von sich ab. Unser heutiges Ichgefühl ist also nur ein eingeschrumpfter Rest eines weitumfassenderen, ja – eines allumfassenden Gefühls, welches einer innigeren Verbundenheit des Ichs mit der Umwelt entsprach« (Freud, 1930a, S. 425).

Für Freud persönlich gab es also kein ozeanisches, religiöses Gefühl, ebenso wie er auch keinen oder nur einen geringen Zugang zur Musik fand. Nun ist es interessant, dass an der einzigen Stelle, an der er von »primäre[r]

Identifizierung« (Freud, 1923b, S. 259) schreibt, nicht die Identifikation mit der frühen Mutter meint, sondern die mit dem »Vater der […] Vorzeit« (ebd.). Als ob er die Verbindung zu einem solchen allumfassend liebenden Vater brauchte, um sich vor einer zu vereinnahmenden, verschlingenden Mutter-Gestalt zu schützen.

Julia Kristeva (2014 [2006]) sieht es ebenso:

> »Mit der Morgenröte der Individuation erscheint am Horizont des ›ozeanischen Gefühls‹ ein Rettungsring: der liebende Vater. Eine imaginäre Oberfläche, die mich durch ihre liebevolle Autorität vom verschlingenden Container löst: Er ist der Garant meines Seins. […] Die primäre Identifikation begründet die Autorität, denn sie bricht, indem sie aus der liebevollen Anerkennung des Dritten besteht, mit dem Terror und der Tyrannei, die das hilflose noch unreife Neugeborene bedrohen – und sie initiiert Kultur. Auf der einen Seite das ozeanische *Gefühl*, welches die Abhängigkeit von der Mutter zur Vorstellung des Container/Contained extrapoliert, und dem Ich die jubelnde Gewissheit verleiht, der Welt anzugehören, die Allmacht ›dabei zu sein‹. Auf der anderen Seite die primäre Identifikation mit dem Vater der individuellen Vorgeschichte, dessen liebevolle Autorität die primäre Angst beschwichtigt und mir die Überzeugung vermittelt, zu ›sein‹. In seinem unglaublichen Bedürfnis zu glauben sucht das ›Ich‹ ununterbrochen nach diesen primären Bestandteilen seiner Identität« (ebd., S. 25f. [kursive Hervorheb. im Orig.]).

Man sieht, die Mutter-Kind-Dyade hat auch eine schreckliche Seite, es drohen Vernichtung und Entindividualisierung, die sich später in Näheangst und Symbioseangst äußern und Abwehrmaßnahmen erfordern; da käme ein triangulierender Vater gerade recht.

Massenpsychologie: Aufgehen in der Masse

Nicht nur die Religionen bedienen sich des ozeanischen Gefühls und lenken es in bestimmte Kanäle, wie Freud meinte, es sind überhaupt Massen, die eine Anziehungskraft entwickeln können, eine Faszination und ein Versprechen, in der Masse selig aufzugehen. Freud knüpft in seiner Untersuchung *Massenpsychologie und Ich-Analyse* (1921c) an William McDougalls (1973 [1920]) Vorstellung von der »primären Affektinduktion« und der »Ansteckung« in Massen, also in großen Gruppen an und ersetzt dabei Affektinduktion durch libidinöse Bindung. Es ist sein Versuch, »zur Aufklärung der Massenpsychologie den Begriff der *Libido* zu verwenden« (Freud, 1921c, S. 98 [kursive Hervorheb. d. A.; im Orig. gesperrt]). »Liebesbeziehungen ([...] Gefühlsbindungen) [machen] auch das Wesen der Massenseele [aus] (ebd., S. 100). Es herrscht die Illusion, dass ein Führer alle einzelnen Individuen gleich liebt; die libidinöse Bindung jedes Einzelnen an den Führer ist auch die Ursache ihrer Bindung untereinander. Der Schriftsteller Carlo Levi (2007 [1945]) hat es erfasst, wenn er über die Anhänger Mussolinis schreibt: »Wenn sie sich so mit ihrem Idol identifizierten, empfanden sie das gleiche körperliche Glücksgefühl wie beim Liebesakt« (ebd., S. 158).

Der Führer kann auch durch ein Abstraktum ersetzt werden, durch eine Idee, einen Glauben; in der Religion findet sich ja beides: der Gott und der Religionsstifter, der Priester und die im Glauben vereinte Gemeinde. Idee und Führer bedingen einander, der Führer bedient sich der Ideologie, sie ist das Vehikel, das die Liebe zu ihm trägt. Wie ein verlorenes Objekt wird der Führer oder die Idee im »Ich wieder aufgerichtet« (Freud, 1921c, S. 149), wird »auf Kosten des Ichs überbesetzt« (ebd., S. 125). Das Objekt tritt an die Stelle des Ichs oder des Ich-Ideals. Wenn Freud meint, Hypnose ist »eine Massenbildung zu zweien« (ebd., S. 126), so kann man umgekehrt sagen, dass die Masse auf Hypnose beruht, der Einzelne ist Opfer der Suggestion, nicht mehr Herr seiner selbst. Der Führer tritt an die Stelle des Ichs, das Ich ist suspendiert und löst sich auf im Rausch der Identifikation. Freud findet eine »Formel für die libidinöse Konstitution einer Masse« (ebd., S. 128). »Eine solche [...] Masse ist eine Anzahl von Individuen, die ein und dasselbe Objekt an die Stelle ihres Ichideals gesetzt und sich infolge dessen in ihrem Ich miteinander identifiziert haben« (ebd., S. 128 [im Orig. gesperrt]). Das Ich-Ideal ist der terminologische Vorläufer des Über-Ichs, und was passieren kann, wenn der Einzelne sein persönliches Gewissen zugunsten von Ideologie und Führer abgibt, haben wir leider lebhaft vor Augen. Vielleicht hat sich der eine oder andere Fußball-Interessierte übrigens einmal nach der Bedeutung des Begriffs »Tifoso« gefragt, der den begeisterten Fan eines italienischen Fußballclubs beschreibt. Er bedeutet tatsächlich »mit Typhus angesteckt« (tifo = Typhus). Mit diesem Begriff wurden in Italien am Anfang der faschistischen Bewegung die fanatischen Anhänger Mussolinis verspottet – aber leider nur am Anfang ...

Musik und Körper

Sozusagen ozeanische Gefühle ersehnen oder erreichen wir mithilfe des eigenen Körpers oder durch Musik. Das Erleben des Körpers, seiner Begrenzung, aber auch das Erleben von Körperbewegungen im Tanz, bei hoher Geschwindigkeit oder bei sportlichen Betätigungen können uns zu Glücksgefühlen verhelfen, die natürlich an die »primäre Mütterlichkeit« (Winnicott, 1976 [1958], S. 157) erinnern, die ohne beruhigenden und beglückenden Körperkontakt nicht denkbar ist. Es scheint, als ob Körper und Psyche ungetrennt empfunden werden, wie eine Reminiszenz an die ersten Stufen der Entwicklung, als Körper und Psyche eine einzige Einheit waren: Die »Protopsyche«, wie Ferenczi (1964 [1919b], S. 138) es genannt hat. Körpersensationen schaffen zuweilen die Illusion des Kontakts mit einem liebenden Mutter-Objekt (vgl. Hirsch, 1998b, 2010), leider auch im Fall der destruktiven Angriffe gegen den eigenen Körper, dessen Schmerzreaktion wenigstens ein Gefühl der Existenz, der Begrenztheit vermittelt.

Ernst Boesch (2021) schreibt: »Musik scheint Anmutungen zu schaffen ohne Inhalte, die allein durch den Klang der Akkorde und Melodien wirken« (ebd., S. 75). Musik berührt den Körper tief, mehr als die Hand es kann (Rodulfo, 2021). Die Mutter, die singt, erzeugt ein Körper-Gefühl im Kind, Musik bildet den Körper. Auch die Sprache besteht nicht nur aus Wörtern, man kommuniziert mithilfe einer Sprachmelodie (ebd.). Musik trifft auf den Körper, »ohne die Seele zu befragen« (Adorno, 1928). Man kann noch einen Schritt weitergehen und die Grenzen zwischen Musik und Hörer aufgehoben denken, wie es Rosemarie Tüpker (2006) tut: »Wenn es besonders gut geht, das Musikhören, sind wir *ganz die Musik; sind, was wir hören*« (S. 16 [kursive Hervorheb. im Orig.]). Auch beim gemeinsamen Musizieren, besonders beim gemeinsamen Singen, können glückhafte Gefühle von Vereinigung, sogar von Verschmelzung, entstehen, als gäbe es keine Grenzen zwischen den Musizierenden und der Musik.

Seit Langem hat mich interessiert, wie manche Musik unter bestimmten Umständen heftige Emotionen hervorruft. Mitunter reicht bereits das Anschlagen eines Akkords auf dem Klavier, um Emotionen zu erzeugen, als ob die Töne (Körper-)Erinnerungen aufrufen, weil die einzelnen Töne harmonisch zusammenklingen – wie die harmonische Berührung zweier Körper. Die Pianistin Hélène Grimaud schreibt in ihrer Autobiographie *Wolfssonate* (2005 [2003]): »[V]on dem Tag an habe ich das Wort Akkord physisch erlebt, diesen auf dem Klavier angeschlagenen Akkord, diese Asymmetrie des Spiels meiner Hände, die […] die vollkommene Harmonie erzeugten und mich über die Stunden einer wunderbaren Harmonie erhoben« (Grimaud, 2005; zit. nach Leikert, 2006, S. 66). Als ich einmal im Konzertsaal das 1. Klavierkonzert von Johannes Brahms hörte, traf mich der aufwühlende einleitende Orchesterpart im ersten Satz schon mit Wucht, aber als das Klavier einsetzte, kamen mir die Tränen, als ob der Zusammenklang von Orchester und Klavier eine friedliche Vereinigung zweier Personen darstellte, wodurch eine die anfängliche Erregung beruhigende Wirkung eintrat. Das sind ja keine Tränen der Trauer, sondern vielmehr solche der Rührung, der Berührung.

Ein anderes Beispiel: Das Mahler-Chamber-Orchester begann ein Konzert mit der Sinfonie *Der Prophet* von Joseph Haydn. Haydn würde mich nicht erschüttern, dachte ich. Die Sinfonie begann mit einem Solo der vier Hörner, in diesem Fall waren es Naturhörner, und der Klang ging derart direkt in meinen Körper, vielmehr mein Psychosoma, dass mir die Tränen aus den Augen schossen. Als ich später eine CD mit derselben Sinfonie auflegte, war ich gar nicht erschüttert, es war eben einfach eine Haydn-Sinfonie.

Und ich bin nicht der Einzige, dem es so geht. Boesch (2021) berichtet: »Einst, als ich das Radio einschaltete, ertönte eine Klaviermusik von so ergreifender Schönheit, dass ich spontan meinte, so etwas entstamme wirklich göttlicher Inspiration« (ebd., S. 101). Es waren die *Goldberg-Variationen* von Johann Sebastian Bach; aber als Boesch sie später wieder hörte, war er gar nicht ergriffen, und er folgert, es müsse eine innere Einstellung des Hörers vorhanden sein, damit er in eine solche emotionale Resonanzschwingung geraten könne. Boesch versucht eine Erklärung für diese Erfahrungen zu finden: »Musik ist […] ein Symbol einer Gegenwelt. Und als solche regt sie wohl jene fantasmatischen Schemen an, in denen unsere Vorstellungen von Glück und Erfüllung wurzeln« (ebd., S. 99). Boeschs Buch heißt ja *Musik, Sprache und die Sehnsucht nach dem Paradies* (2021), und ich bin sicher, dass die Sehnsucht nach dem Paradies das Sehnen nach einer mehr oder weniger erfahrenen, bestimmt aber verlorenen Mutter-Kind-Einheit bedeutet.

Lange habe ich darüber gestaunt, dass ich beim Hören von Bachs *Matthäus-Passion* stets weinen muss, und habe verschiedene Formen der Identifikation mit den Protagonisten der Passionsgeschichte zu unterscheiden versucht (Hirsch, 2007, 2008b): Die Identifikation mit dem von Gottvater verlassenen Sohn Jesus, die Identifikation mit den Jüngern, die nicht mit ihm wachen konnten, die Identifikation mit Judas, der ihn verriet, und die Identifikation mit allen Menschen, die von Jesus verlassen wurden. Aber beim Lesen des Evangeliums würden mir keine Tränen kommen, erst Bachs Musik, welche die Worte in eine andere Dimension hebt, erschüttert mich regelmäßig. Ich denke, hier kann man eine sekundäre Identifikation mit dem *Wort* von einer primären, verschmelzenden Identifikation mit der *Musik* unterscheiden, die noch eine ganz andere, körperliche, Erfahrung wachruft, eine Körpererinnerung an die Mutter-Kind-Einheit und die Trennung aus ihr.

Übertragung – Gegenübertragung – projektive Identifikation

Bisher ging es um die Sehnsucht und um das Bestreben, in die Mutter-Kind-Einheit zurückzukehren. Was ist aber mit der anderen Seite, mit dem Sich-in-den-Anderen-hineinversetzen-Können, das der mütterlichen Fähigkeit der Einfühlung in den Anderen als Beziehungsqualität entspricht bzw. von ihr übrig geblieben ist? In der psychoanalytischen Psychotherapie wird die Beziehung als Übertragungs-Gegenübertragungsgeschehen gesehen, wobei die Vorstellung, die Gegenübertragung sei eine bloße Reaktion auf die Übertragung des Patienten auf den im Übrigen »unschuldigen« Analytiker längst überwunden ist; man denkt mit Thomas Ogden (2001 [1997]) an eine Übertragungs-Gegenübertragungsmatrix, ein analytisches Feld, das beide Beteiligten gemeinsam, also intersubjektiv, erschaffen. Übertragung ist somit das Erleben des Patienten der gemeinsamen Beziehung, Gegenübertragung ist das Erleben des Therapeuten dieser Beziehung.

Wie entstehen aber diese verschiedenen Formen des gleichen Dings, der gemeinsamen Beziehung? Die Patientin identifiziert sich vielleicht mit dem einen oder anderen Aspekt des Analytikers, und in der Übertragung identifiziert sie ihn als ihren Vater oder Aspekte von ihm. Die Übertragung verleiht dem Beziehungserleben eine gewisse Veränderung, aber ist das nicht auch bei der Gegenübertragung der Fall? Reagiert nicht auch die Patientin auf die Übertragung des Analytikers auf sie? Und welche geheimen Kräfte sind am Werke, wenn durch das, was man projektive Identifikation nennt, Anteile des Selbst des Einen in das Selbst des Anderen wandern, sodass Letzterer, der Empfänger, diese als die eigenen erlebt, während der Sender sich von ihnen befreit? Der Begriff der Identifikation kommt hier an seine Grenzen. Beziehung enthält ja auch immer die Notwendigkeit oder wenigstens das Bemühen, den jeweils Anderen zu verstehen im Sinne von Sich-Einfühlen, Sich-Hineinversetzen. Empathie wäre eine Fähigkeit, die stark an die Aufgabe der Mutter erinnert, sich an die Stelle des Säuglings zu versetzen, wie Winnicott (1976 [1958]) es für eine genügend gute Entwicklung fordert (und schon vorher A. Balint, 1966 [1939]). Hat Empathie aber nicht auch mit Identifikation zu tun? Das wäre ein Verständnis des Anderen, indem man sich selbst in ihm oder Anteile von sich in seinen Anteilen wiederfindet.

Die Vorstellung, es gäbe so etwas wie eine korrekte Deutung zum richtigen Zeitpunkt, etwas Objektives also, mit dem man ein Verständnis darüber, was in dem Anderen vor sich geht, mitteilt, ist ja heute wirklich überwunden. Man antwortet auf die Patientin, auf das, was man bewusst, vorbewusst und unbewusst an ihr wahrnimmt und von dem man annimmt, dass ein etwas anderes Verständnis von sich ihre Entwicklung fördert. Aber wie kommen die Gedanken in den Kopf des Analytikers? Winnicott (1979 [1971]) sagt: »Psychotherapie hat mit zwei Menschen zu tun, die miteinander spielen« (ebd., S. 49). Ein Wort folgt auf das andere, wie zwei Kinder miteinander ein Spiel fortentwickeln. Bryce Boyer (1997) beschreibt es so:

> »Innerhalb des Feldes des ›analytischen Dritten‹ (hergestellt durch die Interaktion zwischen Patient und Analytiker auf einer intrapsychischen

> Ebene) sucht und ›findet‹ (in dem Winnicott'schen Sinn des ›Findens eines Objekts‹, das bedeutet spielerisch erschaffen) der Analytiker Wörter, um die subjektiven Zustände des Analytikers und des Patienten zu überbrücken, und dabei versteht er das Paradox, daß der psychologische Raum, der sie trennt, gleichzeitig eine potentiell mächtige Verbindung herstellt, die die dissoziierten Zustände des Patienten verbindet« (ebd., S. 65 [Übers. d. A.]).

Implizites Beziehungswissen – Empathie – Intuition

Es gibt inzwischen Vorstellungen, dass der Mensch über eine angeborene soziale Kompetenz verfügt und ein implizites Beziehungswissen mit auf die Welt bringt, das ihm ein Überleben als soziales Wesen ermöglicht. Diese »unbewusste Wissensstruktur«, ein »intuitives Ahnungs- und Spürwissen« (Geißler, 2014, S. 414) wird durch spätere Lernerfahrungen überformt. Ein solches geheimes Wissen um Beziehung, das heißt wohl auch um das Psychosoziale im Anderen und im Individuum selbst, ist als Grundlage anzunehmen für notwendige Fähigkeiten des Beziehungslebens wie das Einfühlen in den Anderen (Empathiefähigkeit) und das Denken über sich und den Anderen (Mentalisieren). Für Freud (1921c) war die Fähigkeit zur Identifikation die Voraussetzung für Empathie: »Von der Identifizierung führt ein Weg über die Nachahmung zur Einfühlung, das heißt zum Verständnis des Mechanismus, durch den uns überhaupt eine Stellungnahme zu einem anderen Seelenleben ermöglicht wird« (ebd., S. 121). Wolfgang Milch (2014) schreibt zur Empathie: »Die meisten Autoren stimmen [...] darin überein, dass der Analytiker empathisch verstehen kann, indem er mit seinem eigenen Unbewussten die unbewussten affektiven Botschaften des Patienten aufnimmt« (ebd., S. 197). Eine Erweiterung erfährt der Begriff durch Jürgen Körner (1998), der von »Gefühlsansteckung«, Perspektivübernahme und der Fähigkeit, den Kontext sozialer Situationen zu verstehen, spricht. Gefühlsansteckung ist auch als »Resonanz« bezeichnet worden, Resonanz mit dem unbewussten Affekt des Anderen (Schwaber, 1988).

Denkt man über Einfühlung oder Empathie nach, kommt einem der Begriff »Intuition« in den Sinn, zumal Einfühlung auf unbewusster

Wahrnehmung und dem unbewussten Erfassen wiederum unbewusster Inhalte des Anderen beruht. Freud mochte den Begriff nicht (vgl. 1933a, S. 171), er nannte ihn eine Illusion genau wie die Divination, also die Weissagung. Aber Freuds Verständnis der Einfühlung überzeugt ja auch nicht, wenn er Identifikation und Imitation dafür heranzieht, denn auch Identifikation ist ein technischer Begriff, der zwar der Kommunikation dienlich ist, aber noch nichts über sein tatsächliches Wirken aussagt (Imitation ist schon eher greifbar). Ich stelle mir vor, dass es tatsächlich ein Wissen und Erkennen in Beziehungen gibt, die auf unbewusster und vorbewusster Wahrnehmung beruhen und sich in bewusste Gedanken verwandeln, die man dann sprachlich-symbolisch kommunizieren kann. So kann man Einfühlung in den Anderen verstehen als unbewusstes Erkennen aufgrund latenter Botschaften, die man empfängt, ohne sie bewusst wahrzunehmen. Ähnlich ist es mit der Intuition, bei der wohl die Erfahrungen mit vorangegangenen ähnlichen Situationen oder Beziehungskonstellationen zusammen mit der Wahrnehmung aktueller verborgener Signale zu einem intuitiven Verständnis führen.

Ich denke, auf diese Art kann man verstehen, wie es zu folgenden Situationen kommt: Ein junger Kollege berichtet in der Supervision mit monotoner Stimme endlos über eine Patientin. Meine Gedanken schweifen ab und kondensieren sich in einer Frage: »Hat die Patientin ein totes Geschwister?« Verblüfft antwortet der Kollege: »Woher wissen Sie das?!« Über Geschwister hatte er nichts gesagt; ich *wusste* es auch nicht, es war nur mein Gedanke. Oder eine Gruppensituation: Eine Patientin kommt zu ihrer ersten Sitzung in eine therapeutische Gruppe, weil sie nach dem Tod ihres Vaters depressiv geworden war. Etwa zehn Jahre zuvor hatte sie sich im Alter von 29 Jahren einer Uterusentfernung unterziehen müssen wegen unstillbarer Blutungen. Die Patientin stellt sich kurz vor, sagt aber außer zum Tod des Vaters nichts. Da beginnt eine andere Patientin erstmalig von ihren ständigen Blutungen wegen eines Myoms und ihrer Angst vor einer notwendigen Operation zu erzählen. Ich denke, jeder kann ähnliche Erfahrungen aus der therapeutischen Praxis berichten.

Der Körper ist mit seinen deutlichen oder subtilen Zeichen der Bewegungen, der Gestik und Mimik, auch der Stimmfärbung das wichtigste Kommunikationsmedium in diesem Sinne. Theodor Reik (1976 [1948]) hat eine Reihe von Körperäußerungen mitgeteilt, die der unterschwelligen Kommunikation dienen: Bewegungen, Intonationen, Blicke, Düfte, Atmung. Ich habe ein Spektrum von zunehmender symbolischer Bedeutung, die in Körperaktivitäten und -zuständen enthalten sein können, angenommen (Hirsch, 2002c):

> »1. Der Körper kann so das gesprochene Wort und die entsprechenden Affekte nur gestisch begleiten, ohne weitere Bedeutung.
> 2. Streeck (1999, S. 97) folgend dienen die subtilsten Körperäußerungen meist dazu, ›Interaktion zu regulieren und Kontexte sozialen Handelns herzustellen‹. Als ein Beispiel dafür stelle ich mir vor, wie die minimale Verzögerung der Geh-Geschwindigkeit der einen von zwei auf eine Tür zugehenden Personen der anderen ›ohne große Worte‹ signalisiert, dass sie doch zuerst durch die Tür gehen solle.
> 3. Die Körperäußerung stellt nicht symbolisch, sondern konkret einen psychischen Inhalt dar, z. B. der saugende Blick oder der verlängerte Händedruck, die Bedürftigkeit unverschlüsselt mitteilen.
> 4. Die symbolische Darstellung durch den Körper, als Konkretisierungen von Phantasien analog den Traumbildern [Ferenczi, 1964 (1919b)], auch als Darstellung von Beziehungsaspekten, nimmt m. E. einen beträchtlichen Raum ein. Die gebeugte Haltung eines Menschen kann nicht nur mit seiner (passageren) Depression korrelieren, sie kann auch den von einem autoritären Vater unterdrückten Sohn, also eine Beziehungsqualität, symbolisch darstellen« (ebd., S. 241).

Das Geheimnisvolle des unbewussten Erkennens hat in der frühen Psychoanalyse dazu geführt, dass man okkulte Phänomene herangezogen hat, um in der psychoanalytischen Situation beobachtete Phänomene, besonders Übertragungs- und Gegenübertragungsmanifestationen, zu erklären. Freud fand da in Ferenczi und besonders in Carl Gustav Jung sehr entgegenkommende Gesprächspartner. Vor allem telepathische Erscheinungen hielt Freud (1925i) doch bei aller Vorsicht für möglich, er schreibt nämlich:

> »Ich habe [...] den Eindruck gewonnen, daß die Übertragung von stark affektiv betonten Erinnerungen unschwer gelingt. [...] Aus manchen Erfahrungen bin ich geneigt, den Schluß zu ziehen, daß solche Übertragungen

> besonders gut in dem Moment zustande kommen, da eine Vorstellung aus dem Unbewußten auftaucht« (ebd., S. 572).

Wohlgemerkt, hier meint Freud mit »Übertragung« den *telepathischen* Transport von mit Affekten verbundenen Vorstellungen von einer Person auf eine andere, nicht etwa die Übertragung im therapeutisch-technischen Sinn.

In einer kaum bekannten Arbeit aus dem Jahre 1926 greift Helene Deutsch Freuds Gedanken auf, überführt aber in eleganter Weise die Annahme von telepathischen Phänomenen in ein von unbewusster Wahrnehmung geleitetes Beziehungsgeschehen zwischen Analytikerin und Patient. Was da im Patienten auftaucht, führt zu einer Reaktion im Unbewussten der Analytikerin und wird dort zum »Wahrnehmungsinhalt« (H. Deutsch, 1926, S. 421). H. Deutsch zitiert Freuds Metapher vom Unbewussten des Analytikers als »Receiver des Telephons« (Freud, 1912e, S. 381), der elektrische Impulse in Schallwellen verwandelt: Der Analytiker »soll dem gebenden Unbewußten des Kranken sein eigenes Unbewußtes als empfangendes Organ zuwenden, sich auf den Analysierten einstellen wie der Receiver des Telephons zum Teller eingestellt ist« (ebd.). H. Deutsch (1926) setzt aber die »unbewußte Wahrnehmung« mit »analytischer Intuition« gleich, die »intuitive Einfühlung« werde durch das bewusste Wissen gebändigt und in »banale Erkenntnis« verwandelt, sie sei also keineswegs mehr okkult. Es folgen wunderbare Formulierungen der Begriffe, um die wir schon weiter oben gerungen haben:

> »Daß das am Patienten unbewußt Wahrgenommene, zum eigenen Erleben des Analytikers geworden, dann als innere Wahrnehmung dem Bewußtsein mitgeteilt wird, […] scheint das Wesen der Intuition überhaupt zu sein. Das intuitive Einfühlen ist ja die Gabe, das Objekt auf dem Wege der Identifizierung in sich selbst zu erleben« (ebd., S. 422).

Dazu gehöre aber eine »Bereitschaft des Seelenapparats« der Analytikerin, die so einen »Resonanzboden« für die Kommunikation von Unbewusstem zu Unbewusstem zur Verfügung stelle (ebd., S. 428). Übrigens hat H. Deutsch in dieser Arbeit erstmalig und hellsichtig von »Identifizierung in der Gegenübertragung« gesprochen, nicht nur mit dem Patienten, sondern auch mit seinen inneren »Imagines«, also den inneren Objekten, was sie »Komplementäreinstellung« (ebd.) genannt hat. Von Heinrich Racker (1982 [1959]) haben wir dann eine konkordante von einer komplementären Identifikation in der Gegenübertragung zu unterscheiden gelernt; Racker hat sich auch sozusagen dankend auf die Arbeit von H. Deutsch bezogen.

In der therapeutischen Gruppe werden durch die Gruppenmitglieder viel direkter als in der Einzeltherapie bereits adäquate Affektäußerungen hervorgebracht, wenn der betreffende Patient noch längst keinen Zugang zu seinen abgespaltenen Affekten hat (vgl. Hirsch, 2008c). Hier lässt sich das schon lange bekannte *Resonanzphänomen* in der Gruppe (Foulkes, 1964) einordnen (vgl. Kap. »Traumatisierte Patienten in der Gruppenpsychotherapie« in diesem Buch), das auf einer empathischen Identifikation beruht; es wurde auch als Ergebnis einer projektiven Identifikation verstanden (Finger-Trescher, 1991, S. 124).

Transgenerationale Transmission

Die Weitergabe von Traumata von der einen Generation zur nächsten und übernächsten lässt uns wieder geheimnisvolle Kanäle vermuten, auf denen Botschaften transportiert werden, die dazu führen, dass in der nächsten Generation Verhaltensweisen agiert werden (müssen) und heftige Affekte (insbesondere Angstreaktionen, Depressionen und Schuldgefühle) entstehen, die den traumatisierenden Erfahrungen der Vorgenerationen entsprechen. Die Vorstellung der Infektion mit dem inzestuösen oder anders traumatischen »Virus« bebildert, dass in einer Art Familientradition traumatische Einwirkungen weitergegeben werden. Häufig sind die Eltern von Opfern sexuellen Missbrauchs selbst Opfer sexueller Übergriffe gewesen, welche die Entwicklung ihrer Fähigkeit, reife sexuelle Beziehungen aufzubauen und ihre Kinder später genügend gut zu schützen, geschwächt haben kann (vgl. z. B. Finkelhor, 1986). Sehr häufig sind auch Geschwister »infiziert«, also identifiziert (das ist die Konstellation, für die Freud [1896c] den Begriff »Infektion« gebraucht hat), entweder weil sie selbst missbraucht worden sind oder weil sie, den Täter (den Vater) imitierend, das Opfer des Vaters dann zu ihrem Opfer machen. Meistens missbrauchen ältere Brüder die Schwester. Am Großvater-Enkelin-Inzest sind häufig drei Generationen beteiligt: In den meisten Fällen ist der missbrauchende Großvater der Vater der Mutter des Opfers (Hirsch, 1999 [1987]). Entweder ist die Mutter von ihrem Vater damals bereits missbraucht worden und insofern identifiziert, weshalb sie die Anzeichen und Symptome ihrer Tochter verleugnet und übersieht und sich in das stumme Leid des Kindes nicht einfühlen kann oder sie ist derartig mit dem autoritären, egozentrisch-narzisstischen Charakter des Vaters identifiziert, dass sie am Missbrauch nichts Schützenswertes finden kann.

Am eindrucksvollsten kann man die Perpetuierung des traumatischen Introjekts (Hirsch, 2004a) über die Generationen an den Schicksalen der Nachkommen erfahren. Ich möchte das an drei Beispielen verdeutlichen:

> Ein zehnjähriger Patient in der Kindertherapie war der Enkel eines zum Tode verurteilten Nazi-Verbrechers und hatte unter seinem aggressiven, egoistischen und unzuverlässigen Vater, dem Sohn des Nazi-Täters, sehr gelitten. Was ließ den Jungen in der Therapie seine Aggressionen nicht nur durch die vielfältigen Darstellungen von Panzern, Bomben und Raketen ausdrücken, sondern auch durch Zeichnungen einer Menschenvernichtungsmaschine, mit der er in seiner Fantasie seine Therapeuten in einen Kothaufen verwandelte?

> Eine depressive Patientin war die Tochter einer KZ-Überlebenden, die nach dem Krieg in Deutschland einen Deutschen geheiratet hatte, den Vater der Patientin. Die Patientin wanderte nach Israel aus, heiratete einen Palästinenser (die jüdische Mutter hatte einen Deutschen geheiratet), der in einem Anfall von Jähzorn das gemeinsame einjährige Kind so schwer misshandelte, dass es starb.

> Der Großvater einer Patientin war einer von vier Brüdern. Zwei von ihnen brachten es in der Nazizeit fertig, den dritten wegen angeblicher politischer Äußerungen zu denunzieren und den vierten als psychiatrisch krank diagnostizieren zu lassen. Der eine Bruder kam ins KZ, der andere in die Psychiatrie. Die Patientin nannte im Laufe ihrer Therapie ihr malignes Über-Ich nicht etwa nur »innerer

Richter« oder »innerer Henker« (Wurmser, 1989, S. 158, 170), sondern »innerer Volksgerichtshof«.

Schlussbemerkung

Alle die Phänomene, die ich beschrieben und mit technischen, psychoanalytischen Begriffen benannt habe, sind Aspekte nicht nur der therapeutischen, sondern aller Beziehungen zwischen Menschen. Wir verwenden die Begriffe, die historisch entstanden und sich im Laufe der Entwicklung dieser merkwürdigen Wissenschaft der Psychoanalyse auch gewandelt haben, um uns zu verständigen und auch um ein Gerüst zu haben, das uns Orientierung im manchmal undurchdringlichen Dickicht der Psychotherapie gewährt. Der Oberbegriff für alle erwähnten Erscheinungen scheint mir derjenige der Identifikation zu sein, und zwar in seinen beiden Formen: der primären Identifikation (ich bin der Andere, der Andere ist ich) und der sekundären Identifikation (ich bin *wie* der Andere). Aber kann man Identifikation in ihrer Entstehung und ihrer Wirkung tatsächlich verstehen? Wie und warum entwickelt sich eine (therapeutische) Beziehung in einer bestimmten Weise? Wie kommen Phänomene wie Übertragung und Gegenübertragung, um sie noch so zu nennen, zustande? Wie spielt sich projektive Identifikation ab? Geschieht Einfühlung oder kann man sie erlernen? Identifikation, Introjektion, Projektion, Intuition, implizites Beziehungswissen – es gibt sie *wirklich*. Aber wir wissen eigentlich nicht *wirklich*, was sie sind und wie sie ihre Wirkung entfalten.

Psychoanalytische Traumatherapie

Modifizierte psychoanalytische Therapie traumatisierter Patienten[4]

> »Psychotherapie geschieht dort, wo zwei Bereiche des Spielens sich überschneiden: der des Patienten und der des Therapeuten. Psychotherapie hat mit zwei Menschen zu tun, die miteinander spielen.«
>
> *Donald W. Winnicott (1979 [1971], S. 49)*

Es ist für die Konzepte der Therapie traumatisierter Patienten wichtig, zwischen chronischen familiären Traumata, die häufiger zur Persönlichkeitsstörung führen, und akuten Extremtraumatisierungen, die eher zum Syndrom der Posttraumatic Stress Disorder (PTSD) bzw. der Posttraumatischen Belastungsstörung (PTBS) führen, zu unterscheiden. Denn die Traumatisierung in der Familie findet in langjährigen, für das Kind lebensnotwendigen Beziehungen statt, wie es bereits Ferenczi (1964 [1933], 1988 [1985]) eindringlich beschrieben hat, sodass die traumatische Einwirkung nicht von den pathogenen Beziehungen und Strukturen der Familie getrennt werden kann. Ganz anders verhält es sich bei Extremtraumatisierungen, die nur insofern Beziehungstraumata sind, als dem Täter, dem Folterer (z. B. in der traumatischen Regression des Opfers, das sich als lebensunfähiges Kind erlebt) in einer Art Übertragung Qualitäten von übergroßer elterlicher, paradoxerweise sogar rettender Macht verliehen werden (vgl. Eissler, 1968). Insofern halte ich es für ebenso einfach wie zwingend, dass die heute propagierten Techniken der Traumatherapie eher für extrem traumatisierte Erwachsene geeignet sind, während die Folgen langjähriger chronischer Beziehungstraumata im Prinzip nur durch eine langjährige Beziehungstherapie (insbesondere eine modifizierte psychoanalytische Therapie) wirklich an der Wurzel zu packen sind.

---

4 Überarbeitete und erweiterte Fassung zweier Arbeiten: Hirsch, M. (2002). Besonderheiten psychoanalytischer Therapie traumatisierter Patienten. *Imagination, 24*, 54–63 und Hirsch, M. (2014). Modifizierte psychoanalytische Psychotherapie traumatisierter Patienten. *Psychotherapeutenjournal, 13*, 37–43.

Ich möchte nicht von einer speziellen Technik der Therapie traumatisierter Patienten sprechen, sondern vielmehr von spezifischen Besonderheiten einer psychoanalytisch-psychodynamischen Beziehungstherapie. Nicht so sehr technische Regeln, als vielmehr Intuition und Erfahrung sowie ein bei aller Abstinenz aktives Vorgehen, das auch das Risiko von Fehlern enthält – wobei auch das Vermeiden von Risiken oft ein Fehler ist – bestimmen die Therapie. Es kommt nicht so sehr darauf an, was der Therapeut tut, sondern wer er *ist*. Die Angst davor, mit dem persönlichkeitsgestörten Patienten als Individuum in Beziehung zu treten, drückt sich wohl auch in dem Bedürfnis aus, feste Regeln zu haben, technische Ratschläge bis hin zu Manualen, wie etwas *getan* werden kann, um den Patienten richtig zu *behandeln*.

Die Fähigkeit zur *Symbolbildung* hat einen zentralen Stellenwert für die menschliche Entwicklung; man kann sagen, dass die Fähigkeit zur Trennung und die Fähigkeit, sich selbst und die Objekte, zu denen man in Beziehung tritt, als getrennt zu erleben, mit der Fähigkeit zur Symbolbildung korrespondiert. Denn der Gedanke ersetzt die abwesende Mutter, das ist Wilfred Bions Idee des ersten Gedankens des Säuglings: »Keine Brust!« (1990 [1962], S. 81) bzw. Wolfgang Lochs Vorstellung: »Keine Milch – ist der erste Gedanke« (1970, S. 253). Andererseits ist nicht nur das Getrennt-Sein vom Objekt Voraussetzung für die Fähigkeit zur Symbolbildung, sondern die Anwesenheit einer adäquaten Mutter und *ihrer* Symbolisierungsfähigkeit, die diese Aufgabe erst einmal für das Kind übernimmt, bevor es sie durch Internalisierung nach und nach selbst übernehmen kann. Das Trauma zerstört die Symbolisierungsfähigkeit, es erzeugt nicht nur »Sprachverwirrung« (Ferenczi, 1964 [1933]), sondern auch Sprachlosigkeit. Ferenczi (1964 [1932]) formulierte es in seinen *Fragmenten und Notizen* schon 1932 so: »In Momenten des Traumas verschwindet die Objektwelt ganz oder teilweise. Alles wird objektlose Sensation« (ebd., S. 271). Dieses Denken geht auf Freud (1914g) zurück. Der Patient, der sich an ein Trauma nicht erinnern kann, agiert es aus: »Er reproduziert es nicht als Erinnerung, sondern als Tat; er *wiederholt* es, ohne natürlich zu wissen, daß er es wiederholt (ebd., S. 129 [kursive Hervorheb. d. A.; im Orig. gesperrt]). »[M]an versteht endlich, dies ist seine Art zu erinnern« (ebd., S. 130). Wo die Symbolisierung, die Sprache fehlt, muss konkretisiert agiert werden; das traumatische Gedächtnis führt unbeeinflusst von den Ich-Funktionen der Realitätskontrolle und der sozialen Regulierung, auch der Über-Ich-Funktionen, zum habituellen oder impulsartigen destruktiven Agieren.

Das Prinzip der Therapie von traumatisierten Patienten liegt in der Förderung bzw. Wiederherstellung der Symbolisierungsfähigkeit und damit einhergehend der Förderung der Entwicklung von Ich-Strukturen, die sich an der Grenze zwischen getrennten Objekten bilden, das heißt an der *Aus-einander-setzung*, wie es dieser Begriff so schön bezeichnet, von Therapeut und Patient. Weil aber die Sprache dabei zu wenig verstanden wird, muss erst einmal auch der Therapeut in gewissem Sinne mitagieren.

»Sympathie«

Es ist die Forderung erhoben worden, dem persönlichkeitsgestörten Patienten mit Sympathie entgegenzutreten (Eckert et al., 2000), aber wie soll der authentische Therapeut sie haben, wenn sie sich nicht entwickeln will? Die Forderung hängt vielleicht mit Ferenczis *Journal clinique* (1985) zusammen, dem der deutsche Verlag den Titel *Ohne Sympathie keine Heilung. Das klinische Tagebuch von 1932* (1988 [1985]) gegeben hat, aber man kann den Anspruch ja nicht einfach erfüllen, denn die einen oder anderen Persönlichkeitsanteile können schon recht unangenehm sein. Andererseits ist die Forderung berechtigt, man solle wenigstens Teile des Patienten annehmen können, sozusagen das traumatisierte Kind in ihm. Ein grenzenloses Annehmen des Patienten, ein völliges »Mitleid«, wird ebenso künstlich wie unangebracht sein. Es ist sicher berechtigt, gemäß Otto Kernberg (1999) Sympathie oder gar Mitleid durch »Interesse und objektive Besorgnis« (ebd., S. 13) zu ersetzen, die der Therapeut nicht verlieren dürfe.

Holding

Der Begriff geht auf Winnicott (1974 [1960b]) zurück und bezeichnet eine mütterlich haltende Umgebung, in der die kindliche Entwicklung sozusagen vorbehaltlos, ohne Bedingungen gefördert wird. Ähnlich spricht

Silvia Amati für die Therapie von extrem traumatisierten Patienten (z.B. Folteropfern) von der »Unschuldsvermutung« (1990, S. 731), mit welcher der Patient am Anfang der Therapie unvoreingenommen akzeptiert werden müsse. Besonders in einer ersten Phase der Therapie ist eine solche Akzeptanz notwendig, damit eine tragfähige Beziehung entstehen kann, denn diese Patienten sind gezwungen, Beziehungen ständig zu kontrollieren (Volkan & Ast, 1992, S. 107), Nähe abzuwehren, Affekte zu verleugnen und abzuspalten und sie projektiv in der Außenwelt zu sehen. Die Angst, in ihrem Wesen erkannt zu werden (Bregman Ehrenberg, 1996 [1992], S. 188), wenn eine größere Nähe entsteht, spielt hier mit hinein. Deshalb sind Deutungen, insbesondere Übertragungsdeutungen, anfangs zu vermeiden, weil sie als Intrusionen erlebt würden, ebenso wie Konfrontationen, auch solche mit den destruktiven, selbstschädigenden Verhaltensweisen, solange sie nicht ein extremes Ausmaß annehmen. In diesem Sinne gehe Almuth Sellschopp zufolge »Beziehung vor Deutung« (1999).

Das Holding bedeutet also in der Anfangsphase ein unterstützendes Begleiten und vorwiegendes Bestätigen der Auffassungen und Wahrnehmungen des Patienten, seiner Selbst und seiner Umwelt in Vergangenheit und Gegenwart. Gegensätzliche Auffassungen, die der Patient nicht tolerieren kann, besonders Übertragungsdeutungen, die ja dem Patienten die Ursache, die »Schuld« am Beziehungsgeschehen geben würden, werden zu leicht als Grenzschwächung oder sogar Grenzverletzung erlebt. Dazu gehört auch, die vom Patienten bereits berichtete traumatische Realität bestätigend zu benennen sowie die Spaltung der Objektrepräsentanzen in »nur gut« und »nur böse« stehen zu lassen und nicht zu relativieren.

Containing

Der Begriff geht auf Bion (1990 [1962]) zurück, der für die frühe Mutter-Kind-Beziehung eine Vorstellung von einer Behälterfunktion der Mutter entwickelte: Der Container nimmt die zu bedrohlichen, unaushaltbaren Affekte des Kindes in sich auf, behält sie dort und macht sich sozusagen einen Begriff davon, wozu der Säugling nicht in der Lage ist, und teilt sie ihm in modifizierter Form zu gegebener Zeit mit. Die Containerfunktion geht insofern weit über das Holding hinaus, als sie, Peter Fonagy und Mary Target (2001 [2000]) zufolge, den Beginn der Symbolisierungstätigkeit für den Säugling darstellt. In der Therapie von schweren Störungen spürt der Therapeut überwältigende Affekte in der Gegenübertragung, *bevor* der Patient selbst sie spürt. Der Therapeut gibt diese Affekte, soweit es die wachsende Symbolisierungsfähigkeit des Patienten zulässt, in »verdauter«, modifizierter Form nach und nach an diesen zurück oder hält sie noch solange zurück, bis sie für den Patienten nicht mehr bedrohlich sind.

Das Containing bekommt besonders dann eine Bedeutung, wenn nach einer ersten Phase der Idealisierung des Therapeuten und des Angenommenseins durch ihn die Therapie in eine zweite Phase der »negativen paranoiden Mutterübertragung« (Hirsch, 1993a; vgl. auch Kap. »Psychoanalytische Therapie mit Opfern inzestuöser Gewalt« in diesem Buch) mündet, wie ich es in Therapien von sexuell traumatisierten Patienten beobachtet habe. Überwältigende aggressive Gefühle und Empfindungen von Verfolgung und Bedrohung entstehen in der Übertragung, wenn anlässlich erster größerer Ferienunterbrechungen ein in der idealisierten therapeutischen Beziehung implizites Versprechen, für den Patienten unbegrenzt da zu sein, als gebrochen erlebt wird. Gleichzeitig erfährt der Patient, dass die therapeutische Beziehung ihm doch so wichtig geworden ist, dass sie sich seiner omnipotenten Kontrolle entzieht und eine Abhängigkeit vom Therapeuten entstanden ist.

In dieser zweiten Phase der »negativen paranoiden Mutterübertragung« (Hirsch, 1993a), wie sie auch Arnold Modell (1976) als Phase der narzisstischen Wut abgegrenzt hat, kommt es zu einem Kampf zwischen dem »alten« introjizierten traumatischen und dem »neuen« therapeutischen Objekt. Denn in seiner Verlassenheit wendet sich der Patient destruktiv wieder den alten Objektsurrogaten zu: Rückfälle in destruktives promiskuöses Verhalten, erneutes Eingehen von sadomasochistischen Partnerbeziehungen, Suchtmittelmissbrauch, Suizidalität und Selbstverletzung werden an die Stelle des als verlassend oder verfolgend erlebten therapeutischen Objekts gesetzt. Der Therapeut propagiert implizit das Aufgeben der alten Objekte (jede psychodynamische Psychotherapie intendiert Emanzipation und Autonomieentwicklung), ohne wirklich im ersehnten Umfang voll und ganz da sein zu können.

Jetzt ist es allerdings an der Zeit, einen Standpunkt einzunehmen, um mit konsequenter Deutung nicht mehr dem Patienten zu folgen, sondern ihm vielmehr etwas entgegenzusetzen. Besonders Symptomverschlechterungen und Rückfälle in früheres destruktives Symptomverhalten müssen nun im Zusammenhang mit der therapeutischen Beziehung gedeutet werden. Gegenübertragungsgefühle von Ärger, Empörung oder Sich-benutzt-Fühlen sollen jetzt in einer Form benannt werden, die der Patient voraussichtlich auch annehmen kann. Insbesondere Gefühle der Hilflosigkeit und der Aussichtslosigkeit, die durch projektive Identifikation im Therapeuten entstehen, sollen benannt werden, da sie einer Täter-Opfer-Umkehr entsprechen. Der Therapeut wird sozusagen zu dem Opfer gemacht, das der Patient einmal war; eine solche Interpretation kann allerdings als Vorwurf erlebt werden und Schuldgefühle, Aggressionen sowie Rückzug beim Patienten hervorrufen.

Ein erstes Beispiel soll sowohl das entstehende Paradox – der Therapeut ist für den Patienten da, indem er ihm nicht zu Willen ist, also im Erleben des Patienten nicht für ihn da ist – als auch die Hilflosigkeit des Therapeuten angesichts der mangelnden Symbolisierungsfähigkeit des Patienten illustrieren (vgl. Hirsch, 2001):

> Eine vaterlos aufgewachsene Patientin, die im Alter von acht bis elf Jahren Opfer einer regelrechten Kinderprostitution geworden war, die ihre Mutter mit ihr betrieben hatte, entwickelte eine sexualisierte Übertragung auf mich, die mit einer unkontrollierten, direkten Aggressivität verbunden war, weil ich ihrem Wunsch nach Sex mit ihr nicht entsprach. In ihren Wutausbrüchen beschimpfte sie mich, duzte mich, kam mir körperlich nahe, brachte mir sowohl Rosen mit als auch giftige Pflanzen, verspottete mich wegen meiner – wie sie meinte – Angst vor Frauen. Meine Gegenübertragung war dem völlig entgegengesetzt: eingeschüchtert und hilflos empfand ich eine Art Empathie für sie wie für ein tobendes, trotziges, sozusagen verrücktes Kind, das nur noch mehr auseinanderfiele, je mehr man sich ihm nähern wollte.
>
> Ich frage sie, ob das Miteinanderschlafen und ein Orgasmus, den ich ihr machen sollte, wie sie gesagt hatte, wirklich das sei, was sie wolle. Sie erwidert: »Du hast genau gewusst, dass ich mich verlie-

ben werde, wie schon tausend Frauen vor mir! Du machst Frauen wie mich an, um sie dann fallenzulassen. Du bist ja gar nicht in der Lage, eine Frau zu befriedigen, wahrscheinlich!« Ich frage zaghaft, was an meinem Verhalten bewirkt hätte, dass sie sich verliebt habe. »Hör auf, das ist auch wieder so ein Trick! Du wusstest genau, dass es dazu kommt!« Ich sage, es sei paradox, ich tue etwas, indem ich nichts tue. Aber ich sei wenigstens da. »Sie sind überhaupt nicht da, Sie lassen mich hängen!«

Das Wechseln vom Du zum Sie zeigt, dass durch meine zaghafte Intervention offenbar bereits eine größere Abgrenzung, eine Art Anerkennung meiner Intention, als von ihr und ihrem Erleben getrennt akzeptiert zu werden, entstanden ist. Ich frage sie wieder, ob Sex wirklich das sei, was sie wolle. Vielleicht sei es etwas ganz anderes, das ich ihr versprochen habe und nicht halte. »Ich will nicht wie ein Kind behandelt werden, sondern wie eine erwachsene Frau!«

Auf mein Insistieren hin, dass es vielleicht doch etwas anderes ist, weint sie heftig: »Ich habe es satt, Knochen zu sammeln, ich will nicht mehr.« Knochen sammeln bedeutet, auf die Suche nach dem Vater zu gehen. Ich sage ihr, dass ihr Vater versprochen hat, ein Vater zu sein, allein, indem er sie gezeugt hat. Das Versprechen hat er nicht gehalten. Jetzt ist sie gegen Ende der Sitzung versöhnlicher und sagt: »Jedenfalls haben Sie es ausgehalten.«

Ich denke, die konkretistische Sexualisierung war für die Patientin ein anfängliches untaugliches, durch den viel späteren Missbrauch begünstigtes Mittel, die Vaterleere, das Vakuum durch etwas »Anfassbares« zu füllen, durch etwas Konkretes, das erst später reiferen Symbolisierungsstufen zugänglich würde. Meine Gegenübertragungsgefühle wechselten von einer global freundlich begleitenden Haltung vor ihren Angriffen im Sinne des *Holding*, in der ich mich sozusagen als die bessere Mutter fühlte, als die Patientin sie hatte, hin zu einer erschreckt betroffenen, ärgerlichen, besorgten, aber auch hilflosen Haltung aufgrund der zahlreichen Angriffe. Ich rettete mich in das Konzept Winnicotts (1969), das besagt, dass die Mutter die mörderische Aggression des Kindes überleben müsse, um ihm ein Gegenüber zu sein, von dem abgegrenzt es sich entwickeln kann, weil es dann nicht seinen überflutenden Projektionen ausgeliefert bleibt. Ich suchte einen Ausweg oder Mittelweg, der unter Umgehung der paranoiden Wut die zugrunde liegende Beziehungssituation beschreiben sollte. Ich versuchte anzumerken, dass ich im Sinne des Haltens da sei, was die Patientin aber zuerst nicht annehmen konnte, weil ich für sie *sexuell* da sein sollte. In diesem Falle konnte die Patientin ihre extreme Versagenswut aushalten und sie zu der wachsenden Einsicht wandeln, dass ich sie tatsächlich verlassen hätte, wenn ich getan hätte, was sie von mir verlangte. Denn dann wäre ich kein Therapeut mehr gewesen, ebenso wie sich die Mutter durch den Missbrauch ihrer Mutterfunktion völlig entzogen hatte. Und ich konnte für sie da sein, weil ich ihr eben nicht das gegeben hatte, was sie wollte, sondern mich selbst dagegengesetzt hatte, sodass sie sich als entsetzlich verlassenes Kind fühlen konnte (vgl. Modell, 1976, der das Holding gerade durch die *fehlende* reale Unterstützung definierte).

Ich bin wie Otto Kernberg (1999), Werner Bohleber (2000) und auch Almuth Sellschopp (1999) der Auffassung, dass die traumatische Situation in der Übertragung immer wieder abgeschwächt erlebt werden soll, auch und gerade um Grenzen zu bilden zwischen der traumatischen Beziehung damals und ihrer erlebten Wiederholung heute mit dem inzwischen erwachsenen Patienten, der jetzt ganz andere Möglichkeiten der Abgrenzung und auch der Konzeption von psychischer Wirklichkeit und Beziehungswirklichkeit hat, als das Kind damals hatte, sodass er die Opfer-Identität umso eher aufgeben kann, je mehr er zwar den Täter wiedererlebt, aber ebenfalls realisieren kann, dass die Bedrohung keine wirkliche mehr ist und dass der Täter zunehmend als der erkannt werden kann, der er wirklich einmal war, nämlich ein schwacher Erwachsener, der zynischerweise Gewalt über ein Kind zur narzisstischen Vervollständigung nötig hatte. Das bedeutet ein Aufrichten von Grenzen gegenüber dem inneren Objekt am Beispiel des äußeren therapeutischen Objekts, ein Zurechtrücken der Täter-Opfer-Beziehung, die realistischer gesehen werden kann. Für die Handhabung heftiger negativer Übertragung eignen sich besonders therapeutische Settings wie die analytische Gruppe, die kombinierte Einzel- und Gruppenpsychotherapie (vgl. Hirsch, 1990, 1995; vgl. auch Kap. »Die Kombination psychoanalytisch orientierter Einzel- und Gruppenpsychotherapie in der ambulanten Behandlung« in diesem Buch) oder die stationäre Psychotherapie, in denen eine Übertragungsspaltung *innerhalb* des Gesamtsettings möglich ist. Paranoide Reaktionen, in denen der Therapeut »nur böse« erlebt wird, können besser gehandhabt werden, wenn gleichzeitig »gute« Objekte existieren, die mit ihm in Verbindung stehen und kommunizieren.

Es folgen nun Beispiele zum methodischen Vorgehen, das einerseits zum Ziel hat, an den Ich-Grenzen zu arbeiten und die Selbst-Objekt-Grenzen zu stärken und andererseits, die zu deutenden Inhalte so zu formulieren, dass sie nicht gleich wieder vor Angst abgewehrt werden müssen, sondern vom Patienten sowohl zur Bereicherung seines Ichs als auch zur Abgrenzung gegen die traumatischen Introjekte verwendet werden können.

Metaphorische Deutung

Die metaphorische Deutung soll dem Patienten durch gleichnishafte Formulierungen Bilder liefern, die er entweder von sich weisen oder auf sich selbst anwenden kann. Man benutzt zum Beispiel bei einem völlig blockierten Patienten die »Kind-Metapher«: »Ich könnte mir ein hilfloses, trotziges Kind vorstellen, das ähnlich reagieren würde, das in seiner Hilflosigkeit von der eigenen Wut überschwemmt nicht einmal das von den Eltern annehmen kann, was es eigentlich selbst möchte.« Dann kann der Patient entweder sagen: »Nein, das sehe ich ganz anders« oder er identifiziert sich derart mit einem solchen Bild, dass er sich Situationen aus der eigenen Kindheit in Erinnerung ruft und die entsprechenden Affekte entstehen lassen kann.

Anstatt jemandem direkt damit zu konfrontieren, er habe massive Schuldgefühle entwickelt, weil die Mutter erste Anzeichen von Autonomiebestrebungen des Kindes behindert habe, sagt man vielleicht eher: »Mir fällt ein Bild von einer jungen Mutter auf einer Frühlingswiese mit blühenden Blumen ein, vielleicht eine Picknickgesellschaft, die sich zusammen mit der Mutter über ihr vielleicht zweijähriges herumtollendes Kind freut. Es hat sich von der Mutter entfernt und nimmt jetzt Kontakt zu ihr auf, beginnt, auf die Mutter zuzulaufen, die strahlt und sich über die Liebe des Kindes freut, das nun aber mit einem Jauchzen im Winkel von 90 Grad abbiegt mit einer großen Lust an der empfundenen Macht, der Mutter gegenüber ›Nein‹ zu sagen. Ich kann mir vorstellen, wie wichtig es für das Kind ist, dass sich die Mutter nun selbst über die eigene

Entscheidung des Kindes freut, und wie zerstörerisch es wäre, wenn die Mutter nun gekränkt und enttäuscht wäre, das Gesicht verzerren und das Kind abweisen würde, wenn es sich wieder nähern will.«

Sogar Szenen aus Therapien anderer Patienten kann man verwenden:

> Eine Bulimie-Patientin hatte noch keine Ahnung von der Funktion der Abgrenzung ihres Symptoms gegen eine Mutter-Imago. Ich erzählte ihr die Geschichte einer anderen Bulimie-Patientin, die den Kontakt zur Mutter abgebrochen hatte, nach drei Jahren Therapie das Symptom endlich aufgeben konnte und riskiert hatte, sich mit der Mutter an einem neutralen Ort, in einem Café, erstmals wieder zu treffen. Die Patientin war etwas früher im Café, dann sah sie die korpulente Mutter zur Tür hereinkommen. Sie trug mehrere große Plastiktüten voller Dosen mit vorgekochtem Essen für die Tochter. Die Patientin war wie erstarrt, sie konnte sich nicht abgrenzen, nahm all das Essen mit nach Hause und wurde – natürlich – wieder bulimisch.
>
> Jetzt kann sich die Patientin aussuchen, ob sie sagt: »So etwas würde meine Mutter nie fertigbringen!«, dann behielte sie die Verbindung zur Mutter noch in dem Maße, wie sie es nötig hat. Oder sie sagt: »Ja, ganz genau, so ähnlich hat mich meine Mutter einmal nach einem Urlaub überfallen.« Oder, wenn sie sich innerlich schon viel stärker trennen konnte: »Das ist ja furchtbar! Wenn meine Mutter so etwas machen würde, würde ich ihr an den Hals springen und sie mit ihrem ganzen Essen nach Hause schicken.«

Auch Bilder aus der Mythologie lassen sich verwenden, der Ödipus-Mythos zum Beispiel handelt schließlich von Traumata wie versuchtem Kindesmord und Mutter-Sohn-Inzest und Vater-Mord. Manchmal liest man Passagen aus passenden Märchen vor, und die Tränen fließen aufgrund der Identifikation mit den traumatisierten Helden.

> Eine Patientin klagt über ihre kalten Hände, und ich sage: »Da gibt es doch das Märchen vom ›Mädchen ohne Hände‹, wie geht das nochmal?« Die Patientin weiß es auch nicht, fragt aber, ob ich nicht ein Märchenbuch dahätte. Ich lese ihr das kurze Märchen vor.

Es handelt von einem Müller, dem der Teufel verspricht, alle seine Schulden zu begleichen, wenn der Müller ihm das gäbe, was hinter dem Haus sei. ›Da ist doch nur der Apfelbaum‹, dachte der Müller, aber da war die brave Tochter, die den Hof fegte.

Es geht also um die Opferung eines Kindes, um Rollenumkehr und die Identifikation damit, und zufällig passte die Geschichte genau zum Kindheitsschicksal der Patientin, die von dem Märchen sehr betroffen war.

Nützlich ist es auch, das abgespaltene traumatische Introjekt, ein archaisches Über-Ich im Selbst des Patienten, als solches, auch personifiziert, zu benennen: »Es ist, als ob ein Teil von Ihnen in die Abhängigkeit zurückwill, während ein anderer Teil, der Sie ja auch hierher in die Therapie geführt hat, sich endlich befreien möchte.« Den Über-Ich-Charakter kann man auch wie Jutta Gutwinski-Jeggle (2001) benennen:

> »Der Diktator in Ihnen mag jetzt triumphieren, dass er mich überwältigt und in die Knie gezwungen hat. [...] Es gibt aber noch einen anderen Teil in Ihnen, der selbst unter dem terroristischen Diktator leidet, weil er von ihm in Gefangenschaft gehalten wird, und der dringend meine Hilfe braucht, in der Hoffnung, befreit zu werden und sich entwickeln zu können« (ebd., S. 51).

Schon William Fairbairn hatte vom »inneren Saboteur« (2000 [1952]) gesprochen; übrigens ist das eine Lieblingsmetapher vieler Patienten für das Über-Ich-artige Introjekt.

Nicht nur solche Bilder, die der Patient in die Therapie mitbringt und die man gemeinsam übersetzt, werden also entschlüsselt, sondern der Therapeut entwickelt aufgrund der Gegenübertragung phantasmatische Vorstellungen, die er dem Patienten anbietet. Dadurch leistet der Therapeut als Hilfs-Ich eine Symbolisierungsarbeit, zu welcher der Patient allein noch nicht in der Lage ist: man verbalisiert und bebildert unbewusste Affekte, Konflikte, traumatische Situationen.

Eine Patientin trug ein transgenerationales traumatisches Introjekt in sich, das dem Verlust der ostpreußischen Heimat der Mutter ent-

> sprach. Indem ich die wogenden Weizenfelder ausmalte, die ich mir als die von der Mutter verlorenen vorstellte, brach die Patientin in Tränen aus und erinnerte sich, dass es Fotos von dem Gut der mütterlichen Familie gab, die meinen Bildern genau entsprachen.

Die Fantasie des Therapeuten übernimmt die symbolisierende Funktion, die auch ein Traum haben kann; Borderline-Patienten träumen umso seltener, je mehr sie ihre unbewussten Szenen in der Realität ausagieren müssen. Solche Bilder sind nicht etwa Rekonstruktionen einer Wirklichkeit, sondern *Konstruktionen* des Therapeuten aufgrund seiner Gegenübertragung, welche die Fantasietätigkeit des Patienten übernehmen, zu der dieser selbst noch nicht in der Lage ist. Haydée Faimberg und Antoine Corel (1991) sind der Meinung, dass Agieren, »anstatt sich zu erinnern, […] deshalb geschieht, weil entweder die Vorstellung vorher nicht vorhanden war oder ihr zur Integration kein psychischer Raum zur Verfügung stand. In beiden Fällen stellt der Analytiker ein ›missing link‹ zur Verfügung« (ebd., S. 62).

Psychodramatische Elemente

Eine Möglichkeit, unbewusste Szenen, die relevante Beziehungsaspekte enthalten, dem Patienten vor Augen zu führen, ist ein kontrolliertes psychodramatisches Mitagieren, indem der Therapeut aufgrund der Gegenübertragung die Rolle des inneren Objekts, das dem äußeren, unter Umständen traumatisierenden Objekt des Patienten von früher entspricht, übernimmt. Die Ursprünge eines solchen Vorgehens liegen wieder einmal bei Ferenczi, der in seiner Arbeit *Kinderanalysen mit Erwachsenen* (1964 [1931]) den Versuch beschreibt, die kühle, teilnahmslose Haltung des Analytikers zu überwinden, um die Assoziationsbereitschaft des Patienten anzuregen.

> »Auf einmal […] schlingt er [der erwachsene Patient; Anm. d. A.] seinen Arm um meinen Hals und flüstert mir ins Ohr: ›Du, Großpapa, ich fürchte, ich werde ein kleines Kind bekommen!‹ Da verfiel ich auf die, wie mir scheint, glückliche Idee, ihm zunächst nichts von Übertragung und dergleichen zu sagen, sondern im gleichen Flüsterton die Rückfrage an ihn zu richten: ›Ja, warum glaubst du denn das?‹ Wie Sie sehen, habe ich mich da in ein Spiel

eingelassen, das man Frage- und Antwortspiel nennen könnte, durchaus den Vorgängen analog, die uns die Kinderanalytiker berichten« (ebd., S. 494).

Ein solches psychodramatisches Spiel ist ein Dialog, welcher der Weiterentwicklung von Gedanken dienen soll und genau dem »Schnörkelspiel« Winnicotts (1973 [1971]) in der Kindertherapie entspricht, also dem Dialog zwischen Kind und Therapeut mithilfe des abwechselnden Zeichnens von Schnörkeln, die schließlich einen Sinn ergeben. Boyer spricht vom »verbal squiggle game in treating the seriously disturbed patient« (1997, S. 62), also vom »verbalen Schnörkelspiel in der Behandlung schwer gestörter Patienten«, und dabei passiert alles, nur kein psychoanalytisches Deuten von Inhalten.

John Gedo (1993) hat eine bemerkenswerte und mutige Arbeit veröffentlicht, in der er schildert, wie er die »Rolle einer inneren Stimme« (ebd., S. 132) des Patienten übernimmt, und zwar mit kontrolliertem, aber manchmal durchaus starkem Affekt verbunden, und das kann sehr weit gehen. Ein Patient lachte Gedo immer dann aus, wenn dieser nicht mit seinen paranoiden Überzeugungen übereinstimmte.

> »Ich fing an, mit ärgerlicher Stimme zu antworten, und verglich ihn mit seiner verrückten Mutter, die ich ›Lady Arschloch‹ nannte. Genauso war sie von einigen Nachbarn während seiner Latenzzeit beschimpft worden. Schließlich brach ich in eine Serie von Flüchen und Schimpfkanonaden aus und nannte ihn einen ›Scheißkerl‹, der vor lauter Starrsinn niemandem erlauben würde, sein Leben zu retten. Schließlich brüllte ich ihn an: ›Okay, es geht mich ja nichts an, von mir aus kannst du untergehen!‹ [›kannst du verrecken!‹ wäre die passendere Übersetzung; Anm. d. A.] Nach einem kurzen Schweigen setzte sich der Patient auf, zitterte und schluchzte: Er würde sich nie für das revanchieren können, was ihm gerade gegeben wurde. Er hatte begriffen, dass er aus ›purem Sadismus‹ mit dem Analytiker genau das inszeniert hatte, was er mit anderen Menschen machte« (ebd.).

Diese Schilderung aus der Literatur ermutigt mich, eigene Gedanken zur Aggressivität in der Gegenübertragung wiederzugeben. Am Anfang der Therapie ist es angezeigt, wie bereits erwähnt, übermäßig aggressive Affekte im Sinne des Containers aufzubewahren, aber nach Jahren der Therapie kann es nicht mehr darum gehen, den Patienten sozusagen zu schonen und ihn so zu begleiten, dass er das Bild, mit dem er *sich selbst* schont, ungefragt weiter aufrechterhalten kann. Wenn zu einem solchen Zeitpunkt die Aggression durch projektive Identifikation im Analytiker erzeugt und abgelagert wird, sollte man sie vielleicht doch als »Böses« zurückgeben, damit sich der Patient gegen das Böse überhaupt abgrenzen kann und seinen »guten« Anteil entwickeln und schützen lernen kann?

> In einer Sitzung mit einer Patientin, die ein schweres Selbstbeschädigungssyndrom entwickelt hatte, zeitweilig suizidal und zu keiner Partnerbeziehung fähig war, hatte ich deutlich meinen Ärger darüber ausgedrückt, dass sie ohne mein Wissen eine andere Therapiesituation vereinbart hatte, sodass sie eine Woche ihre Sitzungen nicht würde wahrnehmen können. Dann passierte es mir aufgrund einer unbewussten Gegenübertragungsreaktion – der Ärger war wohl noch nicht überwunden –, dass ich die Sitzung zehn Minuten vor der Zeit beendete. Das löste einen Sturm von Fantasien in der Patientin aus, die sie mir in einem Brief mitteilte.
>
> »Aber nachdem Sie mich heute hinausgeworfen haben, will ich doch herausbekommen, was ich nun wieder verbockt habe. Mir ist klar, dass Sie wieder sagen werden, es wäre alles ganz anders gewesen usw. Aber wenn Sie ehrlich sind, haben Sie die Sitzung vor der Zeit beendet, weil ich Sie maximal verärgert habe. Sie werfen mir vor, ich sei nicht ausreichend motiviert. [...] Ich kann Sie sogar verstehen, an Ihrer Stelle hätte ich mich als Patientin nicht mal angenommen, geschweige denn, so viel Geduld gehabt. Trotzdem will ich gerne einiges aus meiner Sicht darstellen [...], weil ich mich so gekränkt, unverstanden und hilflos fühle. [...] Schade, dass Sie keine Entwicklung bei mir sehen. Ich sehe so viel, mehr als ich mir jemals erträumt hätte. Ich habe nie etwas bewusst oder mutwillig verschwiegen, auch wenn Sie mir nicht glauben. *Von dem Kind in mir haben Sie nichts erfahren, weil ich das Kind doch selbst nicht kenne.* Mir ist absolut schleierhaft, wie das Kind aussieht. Ehrlich gesagt habe ich auch eine Mordswut in mir. Egal, ob ich wieder nur einer Übertragung erliege oder ausnahmsweise mal was richtig wahrnehme, habe ich den Eindruck, dass Sie genauso sind wie meine Eltern. [...] Mein Eindruck ist, dass ich nicht in

> Ihr Konzept passe. [...] Den Therapieabbruch muss ich hinnehmen, kann ihn auch nachvollziehen, auch wenn ich gerne weitergemacht hätte! Ehrlich gesagt weiß ich im Moment gar nichts mehr. Schon seit Monaten denke ich, dass ich doch gar nicht sterben will.«

Die Patientin fiel aus allen Wolken, als sie erfuhr, dass ich die Therapie keineswegs abgebrochen hatte und dass das zu frühe Ende auf einer Fehlleistung meinerseits beruhte, was ich ihr, nachdem ich ihr geschrieben hatte, sie möge zu ihrer nächsten Sitzung kommen, direkt sagte. Wenn sie auch von ihrem inneren Kind nicht viel wusste, so erlebte sie es aber in dieser Inszenierung mit allen Affekten und existenzieller Angst (vgl. die Gleichsetzung von »Therapieabbruch« meinerseits und ihren Selbstmordabsichten) und Wut; sie konnte darüber hinaus erstmals denken, dass sie die Therapie, also die Beziehung zu mir, wollte.

Es ist wohl immer eine Gratwanderung: Wird man als zu »böse« erlebt, droht der Abbruch, ist man zu gewährend und bricht die oft jahrelange Abwehr der negativen Affekte nicht auf, verhindert man die Loslösung von den entsprechenden inneren Objekten. Wenn ich »böse« bin und es der Patientin zeige, kann sie sich besser gegen mich abgrenzen; wäre ich »gut«, würde ich in sie eindringen können und ihr das »Gute«, das in ihr verborgen ist, rauben können. Ich darf nicht »zu gut« sein.

Der ketzerische Gedanke, den ich zu zeigen versuche, besteht darin, dass man Patienten unter Umständen zu Entwicklungsfortschritten verhelfen kann, indem man ihnen in bestimmten Phasen zeigt, dass man große Anteile von ihnen *nicht* akzeptiert und nicht mit ihnen einverstanden sein kann, sie nicht einmal mag, während man gleichzeitig selbstverständlich verlässlich das Setting aufrechterhält. So kann es gelingen, dass der Patient sich gegen das externalisierte Böse erstmals abgrenzen kann, ohne die Situation zu verlassen, weil er gleichzeitig auch »das Gute« der Beziehung spüren kann.

Körpergegenübertragung

Die wahre, verborgene emotionale Befindlichkeit des traumatisierten Patienten zu erfassen bedarf manchmal einer gewissen Begabung des Therapeuten, seinen eigenen Körper, seine Körperbefindlichkeit und seine Körpergefühle bzw. Körperfantasien als Instrument zu benutzen, das Verborgene des Patienten zu erspüren. Körperempfindungen sowohl des Patienten als auch des Therapeuten versteht Ursula Volz-Boers (2001) als »Boten, als Informanten für arretierte, dissoziierte, bis dahin nicht seelisch empfundene [...] und somit nicht symbolisierte Erfahrung« (ebd., S. 386), darüber hinaus werden »durch die wortsprachliche Benennung von Körperempfindungen [...] neuere Repräsentanzen des Körper-Selbst [...] gebildet« (ebd.). Waltraud Hess-Liebers (1999, S. 316f.) hat einen ganzen Katalog von Körperreaktionen in der Gegenübertragung aufgestellt. Neben der Körperhaltung, der Gestik und Bewegungsimpulsen gibt es Körpergefühle des Therapeuten von Steifheit, Eingezwängtsein, Kältegefühl, Hautüberempfindlichkeiten, Veränderungen der Atmung, Druck in der Herzgegend, Schmerzen im Verdauungstrakt und andere vegetative Zeichen. Man spricht dabei von »Körperempathie« (Jacobs, 1973), auch die Vorstellung des Containings durch den Körper des Therapeuten (Speziale-Bagliacca, 1991) sowie des Körpers als »Not-Container« (Gutwinski-Jeggle, 1995) sind in diesem Zusammenhang entwickelt worden.

Grenzen setzen

Obwohl in der ersten Phase eine gewährende Haltung des Therapeuten gefordert ist, so ist es doch von Anfang an unbedingt notwendig, das einmal vereinbarte Setting aufrechtzuerhalten und auch alle Versuche, die Struktur des Settings zu verwässern oder zu unterminieren, abzuwehren. Auch sonst wird der Therapeut den Bedürfnissen des Patienten, Ratschläge zu bekommen oder Sitzungen zu verlegen nicht einfach nachkommen, sondern er wird versuchen, diese Wünsche zu verstehen, auch wenn ein solches Grenzensetzen Wut beim Patienten erzeugt. Schon an diesen basalen Grenzen können Ängste (z. B. vor zu großer Abhängigkeit oder vor Freiheitseinschränkung) beherrscht und kontrolliert werden und es können entsprechende Aggressionen entstehen; manchmal wird eine Therapie aus diesen Gründen gar nicht zustande kommen.

In der zweiten Phase der archaischen Aggression ist das Mittel des Begrenzens vorwiegend die Deutung der Basisverunsicherung, des Basis-

Schuldgefühls (Hirsch, 2017 [1997]), der Paranoia und der Trennungsangst.

In einer dritten Phase des Durcharbeitens der eingefrorenen Charakter- und Persönlichkeitszüge, die in Beziehungen ausagiert werden, wird das Grenzensetzen auch durch direkte Forderungen des Analytikers ein wichtiges Mittel, um Strukturen zu bilden. Die Angst ist jetzt nicht mehr so groß, dass nicht auch eine Auseinandersetzung über diese Grenzsetzungen hinweg möglich wäre; der Patient erlebt so ein festes Gegenüber, von dem er in seinen konstruktiven, entwicklungsfördernden Aspekten ernst genommen wird. Die Grenzsetzung betrifft jedes destruktive Symptomverhalten, insbesondere autodestruktives Agieren, sei es sexualisiert, gegen den eigenen Körper oder gegen Beziehungen gerichtet; Selbstdestruktion stellt immer ein provozierendes Attentat auf die Therapie dar.

> Frau A. wurde als Kind jahrelang vom Großvater in einer Kate sexuell missbraucht. Sie hatte sich aus ihrer desolaten Ehe lösen können und eine eigene kleine Wohnung gemietet. Das erste Wochenende nach dem Umzug verbrachte sie allein in depressiver Stimmung, lieh sich zwei Pornofilme aus und kaufte sich eine Flasche Whisky, wie sie mir in der Therapiestunde danach »beichtete«.
>
> Sie will von mir bedauert und getröstet werden. Ich sage aber, das sei ein schwaches Bild, sie hätte aus dem Wochenende doch etwas Konstruktives machen, ihre Freundinnen einladen und ein Einweihungsfest veranstalten können, mit Champagner und nicht mit Whisky. Sie wehrt sich mit heftiger Wut, das hätte sie nicht von mir erwartet, gerade von mir nicht! *Immer habe sie Vorwürfe gehört, ihr ganzes Leben Vorwürfe, sie habe sie sich auch selbst gemacht, sie wolle sie nicht auch noch von mir hören!* Ich sage, sie wolle von ihren Schuldgefühlen wegen des Wochenendes entlastet werden. Als ob sie es absichtlich missversteht, fragt sie: »Wieso Schuld – sind denn alle Kinder schuldig?« Ich fühle mich gedrängt, eine rechtfertigende Erklärung abzugeben – und schweige. Sie fragt: »Warum sagen Sie nichts?!« Ich erkläre, dass ich das Gefühl habe, ich solle einen Vortrag über Schuldgefühle halten, damit sie sich nicht allein und abgelehnt fühlen müsse und damit sie wenigstens etwas bekomme. »Ja«, schreit sie, »ich will allerdings was haben, alle haben mich

> immer alleingelassen, auch Sie, ich hasse Sie!« Darüber ist sie erschrocken, sie habe nie einen derartigen Wutausbruch gehabt, fühle sich aber erleichtert.

Wäre es nach der Patientin gegangen, hätte ich sie in ihrer Zerknirschung – Vorwürfe mache sie sich schon allein – bestätigen und trösten sollen; dadurch hätte ich sie in ihrer Opferrolle bestärkt. Da ich aber ihre Täter- und Schuldseite konfrontatorisch akzentuierte, konnte sie (endlich) die Wut empfinden, die sie bisher stets unterdrückt bzw. gegen sich selbst gerichtet hatte.

Benennung der Realität – der Supervisionsaspekt der Therapie

Es ist heute ein Kunstfehler auch in der analytischen Therapie, die Realität des Traumas nicht zu benennen und so den Patienten mit der Unterscheidung, wie ein traumatisches Einwirken zu beurteilen sei, ob es Realität sei oder der Fantasie entsprungen, ob es sich innen oder außen befand, alleinlässt (vgl. Kogan, 1995 [1993]; Hirsch, 2000a). Aber nicht nur das Trauma der Kindheit, sondern auch aktuelle verwirrende Beziehungs- und gruppendynamische Situationen (»Mobbing«), die der Patient nicht realistisch einschätzen kann, sollen unter Umständen vom Therapeuten erklärt und benannt werden, bevor ein eventueller irrationaler Anteil und irrationale Ängste des Patienten bearbeitet werden können. Dadurch werden Grenzen zwischen innen und außen *aufgerichtet* (Grenzen *setzen* bezieht sich auf die Begrenzung destruktiven Agierens).

Dazu ein Beispiel:

> Eine Patientin, Frau C., die ihre Arbeit immer sehr gewissenhaft verrichtete, hatte ihren Chef um Urlaub gebeten, das heißt sie hatte ihren legitimen Anspruch auf Urlaub angemeldet, und es war eigentlich schon klar, dass sie ab Montag gehen könnte. Der Chef sagte aber, sie dürfe noch nicht gehen, sie müsse erst noch ihre Vertreterin einweisen, deshalb müsse sie am Montag noch kommen – basta! Die Patientin war völlig verwirrt, ging ohne Widerstand am Montag zur

Arbeit, und auch die Kollegin schüttelte den Kopf, weil die Einarbeitung gar nicht nötig war. Frau C. verstand den Chef nicht, denn der hatte sie für ihre gute Arbeit immer über den grünen Klee gelobt und er war immer überschwänglich freundlich zu ihr, weshalb sie den Kontrast zu seinem autoritären Verhalten kaum verkraften konnte.

Ich kläre die Situation, ohne der Patientin weiter Raum zu geben, ihren Ängsten nachzugehen, um die Verwirrung zu beenden, indem ich das Verhalten des Chefs interpretiere, wie ich es mir vorstelle: Der Chef scheine eine narzisstische Persönlichkeit zu haben. Er habe die gute Arbeit, die Frau C. geleistet hat, immer als Beweis dafür verstanden, dass er ein guter Chef sei. Wenn sie jedoch Urlaub haben will, hat er das Gefühl, sie lasse ihn im Stich, er fühlt sich entwertet und verlassen und muss autoritäre Maßnahmen ergreifen, um sein Selbst wieder aufzurichten.

Hier werden Hilfs-Ich-Funktionen übernommen; erst eine Beruhigung diffuser Ängste und eine Klärung der Verwirrung ermöglichen es dem Patienten, eventuelle eigene Anteile zu bearbeiten. Diesen Vorgang habe ich (Hirsch, 2000b) den Supervisionsaspekt in der Therapie genannt (heute sagt man auch »Coaching«).

Ein weiteres Beispiel:

Bärbel, die vor Jahren in ihrer Wohnung mit einer Schusswaffe bedroht und vergewaltigt worden war und weniger intrusive Ängste als vielmehr massive Beziehungsschwierigkeiten entwickelt hatte, äußerte in der Therapie ihre Angst, dass eine Verbindung zwischen der Tat, der Vergewaltigung, und ihrem vorherigen Selbst herauskommen könnte, nämlich, dass sie schon vorher in ihrer Familie ein Opfer gewesen sei und die Tat nur einem Muster entspreche, das sie schon längst in sich getragen habe. Sie lieferte ein Bild für dieses Muster: Sie sei Linkshänderin und in der Grundschule »umerzogen« worden, sodass sie sich damals schon fremd, *anders*, in der Klasse gefühlt habe, ebenso wie sich schon die Eltern als Flüchtlinge in Deutschland fremd gefühlt hatten.

Ich sage darauf: Einerseits gibt es schon Gemeinsamkeiten, denn ohne eine gewisse Gewalt wächst kein Kind auf, das ist das Muster unserer Zivilisation oder sogar des Mensch-Seins, und die »Umerziehung« zur Rechtshänderin ist schon ein bedeutsames Beispiel. Aber eine Vergewaltigung, wie Bärbel sie erleben musste, ist ein qualitativer Sprung, sie hat deshalb nichts mit der Vorerfahrung, nichts mit ihr, wie sie vor der Tat war, zu tun.

Ich habe auf diese Weise Grenzen aufgerichtet, sodass Bärbel das »Selbst vor der Tat« deutlich unterscheiden kann von dem »Selbst in der Tat« und dem »Selbst nach der Tat«, damit sie wegen der Angst vor der Verschmelzung dieser Selbstbilder nicht *nur* auf die Tat sehen muss und so Gefahr läuft, ein Opfer zu bleiben, anstatt sich umso eher aus der Opfer-Identität zu lösen, je mehr sie auf Ressourcen vor der Tat und auch in ihrem aktuellen Leben zurückgreifen kann.

Zum Aufrichten von Grenzen und zur Benennung und Klärung von Realitäten – letztlich inneren des Opfers und äußeren des Täters – gehört auch die minutiöse und wiederholte Bearbeitung der Schuldgefühle schwer gestörter Patienten (Hirsch, 1993a, 1993c, 2017 [1997]). Dabei ist es sehr wichtig, die verschiedenen Komponenten der Schuldgefühle in der Bearbeitung zu trennen:

- das *Basisschuldgefühl* wegen des Nicht-Gewolltseins der bloßen Existenz
- das *Trennungsschuldgefühl* wegen der Behinderung der Autonomie
- das *Vitalitätsschuldgefühl* (inklusive des ödipalen Schuldgefühls), weil die Eltern mit der Lebendigkeit des Kindes Schwierigkeiten hatten
- vor allem aber das introjizierte *traumatische Schuldgefühl*, das ja eigentlich die Schuld des Täters ist, die das Opfer ihm abgenommen hat (vgl. Ferenczi, 1964 [1933])

Insbesondere aber sollte ein Anteil *realer Schuld*, auch des Opfers, hervorgerufen durch die sekundäre Identifikation mit dem Täter, wobei dieser tragischerweise imitiert werden musste, sorgfältig von den irrationalen Schuldgefühlen getrennt werden, damit durch Schuldanerkennung und Reueaffekt eine Trennung ermöglicht wird (Hirsch, 2017 [1997]). Auch das ist eine Arbeit an Grenzen und dient letztlich der Lösung vom traumatischen Introjekt.

Schlussbemerkung

Es ging mir in diesem Beitrag vor allem um die Möglichkeiten und Notwendigkeiten der Intervention in der analytischen Therapie schwer gestörter, traumatisierter Patienten und nicht so sehr um eine Darstellung des vollständigen phasenartigen Ablaufs solcher Therapien (vgl. Hirsch, 1993a, 2000a; vgl. auch Kap. »Psychoanalytische Therapie mit Opfern inzestuöser Gewalt« in diesem Buch). Nur so viel sei gesagt: Es handelt sich dabei um einen langen Weg der Durcharbeitung der traumatischen Beziehung – nicht nur, aber auch besonders – in der Übertragung. Letztlich ist es ein Prozess der Loslösung von den inneren Objekten, die der erlittenen traumatischen Gewalt entsprechen; ein Trauerprozess, der in Gang kommt, wenn die asymbolischen »frozen introjects« (Giovacchini, 1967) in der therapeutischen Beziehung sozusagen »aufgetaut« und zusammen mit den adäquaten Affekten entäußert und nun überlebt werden können.

Psychoanalytische Therapie mit Opfern inzestuöser Gewalt[5]

Sexueller Missbrauch in der Familie bedeutet eine Form von traumatischer Gewalt, welche die körperlich-sexuellen sowie die psychischen Grenzen des sich in der Entwicklung befindenden Kindes überrollt. Innerhalb einer langen, vorher bestehenden Beziehung zu dem erwachsenen Täter erfährt das Kind das Überstülpen einer Erwachsenen-Sexualität, die es nicht verstehen kann; neben der Angst entsteht eine Konfusion über den Begriff der Liebe, der für das Kind plötzlich eine völlig neue Bedeutung bekommt (vgl. Ferenczi, 1964 [1933]), und dazu in der Regel das Verbot, sich einem Dritten anzuvertrauen. Dass es sich um Kinder handelt und die Beziehung zum Täter schon lange Zeit besteht, macht den Unterschied zum erwachsenen Opfer traumatischer Gewalt aus.

Der Erwachsene regrediert auf das Stadium eines hilflosen, abhängigen Kindes, und die Hörigkeitsbeziehung zum Täter entwickelt sich erst allmählich; die Abwehrmechanismen, die ein Überleben ermöglichen, sind sich jedoch ähnlich: Dissoziation und Verleugnung von Gefühlen wie Angst, Auflehnung, Wut, Dissoziation von Teilen des Körper-Selbst vom integrierten Gesamt-Selbst (vgl. Hirsch, 1998 [1989a], 2018) sowie die Internalisierung der Gewalterfahrung und der entsprechenden Beziehung in Form von Introjektion und Identifikation mit dem Aggressor (Ferenczi, 1964 [1933]; vgl. Hirsch, 1996).

Als zentrale psychodynamische Bereiche der Analyse des Inzestopfers, die integriert werden müssen, sind besonders die immense Angst (Shen-

5 Veränderte Fassung von Hirsch, M. (1993a). Therapeutische Erfahrungen mit Opfern inzestuöser Gewalt. *Jahrb. Psychoanal.*, *31*, 132–148.

gold, 1995 [1989]), die ungeheure Wut (ebd.; Becker, 1990; Briere, 1989; Hirsch, 1999 [1987]) sowie die komplexe Schulddynamik (Hirsch, 1999 [1987], 1993c) beschrieben worden. Alle diese Bereiche sind Ausdruck und Folge einer Kombination aus traumatischer Angst sowie durch das Trauma extrem verstärkter Trennungsangst, die paradoxerweise zu einem starken und allzu oft therapieresistenten Anklammern des Opfers an die traumatischen introjizierten Objekte führt und die Befreiung von dem zuerst von außen implantierten und dann introjizierten, inzestuösen, traumatischen Geschehen und der anschließenden Identifikation damit so schwer macht.

In der analytischen Therapie kommt es darauf an, das introjizierte, fremdkörperartige Inzestgeschehen zu externalisieren, es mitsamt den verleugneten, dissoziierten Affekten in die Übertragungsbeziehung zu bringen und projektiv externalisierte Selbst- und Objektanteile zu integrieren. Dabei gehe ich davon aus, dass das inzestuöse Trauma entsprechend der typischen Dynamik der Inzestfamilie (Hirsch, 1999 [1987]) auch ein früh emotional depriviertes, zum Teil auch gegen seine Bedürfnisse überstimuliertes Kind trifft, sodass im Sinne des »telescoping« (A. Freud, 1951; Kris, 1956; Kohut, 1971a) auf ein frühes (Entbehrungs-)Trauma ein späteres, inzestuöses folgt, sozusagen auf ein Mutter-Trauma ein Vater-Trauma. Gerade unwillkommene, in ihrem Selbstwertgefühl und besonders in ihrer Geschlechtsidentität (»nur ein Mädchen«) verunsicherte und unsichere Kinder sind für spätere Traumata prädestiniert, und die drei Hauptbereiche Angst, Wut und Schuldgefühl lassen sich als frühe Trennungsangst, als aggressive Reaktion auf Deprivation und Überstimulierung und als Schuldgefühl der bloßen Existenz wegen aufdecken – frühe Affekte, denen die entsprechenden späteren durch den Inzest aufgesetzt werden. Die bei Inzestopfern aufgrund der Introjektion stets vorliegende Sexualisierung der Beziehungen und ihre Abwehr entsprechen dagegen dem inzestuösen Trauma selbst, sie sind streng genommen die einzigen *spezifischen* Folgen des familiären Missbrauchs.

Die folgende Beschreibung eines typischen *Phasenablaufs der analytischen Therapie* erwachsener Patientinnen, die als Kinder Opfer sexuellen Missbrauchs geworden sind, hat verständlicherweise nur Modellcharakter; sie ist ein Gerüst des Therapieverlaufs, der sich im Einzelfall auch abweichend entwickeln kann. Außerdem überschneiden sich die Abschnitte, wie sie sich auch mehrmals im Sinne immer weiter fortschreitender Durcharbeitung wiederholen werden.

Idealisierende Übertragung

Die Frage, ob weibliche Inzestopfer – eigentlich auch männliche, die von einem Mann missbraucht worden sind – ausschließlich von Therapeutinnen behandelt werden sollten, ist von feministisch orientierter Seite entschieden bejaht worden, zum Beispiel auch von John Briere (1989). Ich denke aber eher, dass ganz allgemein jeder Patient und jede Patientin die Aufgabe hat, sich einen Therapeuten oder eine Therapeutin zu suchen, der oder die zu ihm oder ihr passt, mit dem oder der er oder sie arbeiten, das heißt eine tragfähige Beziehung entwickeln kann. Eine Gruppe von weiblichen Inzestopfern zieht es vor, zu einem Therapeuten zu gehen, ich nehme an, weil der positive Anteil der Beziehung zum Vater, auch wenn er der Täter war, oder zu einer anderen männlichen Bezugsperson überwiegt und das grundlegende Vertrauen zur Mutterfigur noch mehr erschüttert ist. Viele Inzestopfer befinden sich gerade dadurch in einem so großen Zwiespalt dem Vater (Täter) gegenüber, weil er erst einmal eine liebevolle, annehmende Beziehung entstehen lassen konnte – in der Regel anders als die Mutter –, sodass Verrat, Betrug und Verwirrung durch den Inzest nur umso größer wurden (vgl. Hirsch, 1999 [1987]).

Die *Anfangsphase der Therapie* ist im Allgemeinen von einer idealisierenden Beziehung bestimmt (nicht etwa einer idealisierenden Übertragung im Sinne Kohuts [1971a]), in der eine gewisse Öffnung insbesondere über die bewusste Erinnerung an den Missbrauch selbst im Vordergrund steht. Ich habe oft erlebt, dass diese Idealisierung auch sehr nötig ist, um die habituelle Verschlossenheit, Verleugnung und Abspaltung der Affekte, das Misstrauen (vgl. besonders Shengold, 1995 [1989]) und die ständige Kontrolle der Beziehungen zu umgehen und ein Arbeitsbündnis entstehen zu lassen. Es ist auch möglich, dass dieses erste Vertrauen einem »Als Ob«-Verhalten, also einer oberflächlichen Anpassung entspricht (ebd.) und erst allmählich genuinen Charakter annimmt.

Seitens des Therapeuten muss die erste Phase von einem unterstützenden Begleiten und einem vorwiegenden Bestätigen von Erinnerung und Wahrnehmung bestimmt sein, und zwar in allen Bereichen, zum Beispiel Kindheit und heutige Beziehungen und dabei besonders die aktuellen Beziehungen zu den Eltern und Partnerbeziehungen. Silvia Amati spricht von der »Unschuldsvermutung« (1990, S. 731), mit welcher der Patient ohne Reserve angenommen und angehört werden muss. Dabei werden eine erste Wut auf den Täter, aber auch auf die Mutter, die das Kind nicht hatte schützen können, sowie eine erste Milderung des Schuldgefühls möglich sein.

Die Anerkennung der Realität des Traumas ist als Ich-stützende Maßnahme unbedingt notwendig, und ist von David Becker (1990, S. 116; vgl. auch Kogan, 1995 [1993]) auch für die Therapie von Folteropfern gefordert worden; das trifft für den Inzest auch dann zu, wenn seine Realität nicht gesichert ist. Nimmt der Analytiker von vornherein an, es handele sich bei den Schilderungen des Patienten um den Ausdruck der ödipalen Fantasie, begibt er sich in die Rolle der verleugnenden Mutter, wenn der Inzest Realität gewesen sein sollte (Blum, 1986, S. 14), und es entsteht so eine traumatische Reinszenierung in der Analyse. Auch die nicht agierten inzestuösen Fantasien der Eltern im Sinne eines latenten Inzests sind eine Realität, der das Kind ausgesetzt ist (vgl. Hirsch, 1993d).

Der umgekehrte Fall, wenn es sich während der weiteren Arbeit herausstellt, dass die zuerst angenommene Realität des Inzests doch der ödipalen Fantasie des Patienten entstammt, kann nicht traumatisch wirken, da der Analytiker dem Patienten jeweils folgte und ihm nichts Fremdes überstülpte.

Ich beziehe mich hier auf Patientinnen, die sich an das inzestuöse Trauma in der Kindheit, das in seinem Realitätscharakter evident war, klar erinnern konnten. Es gibt aber auch Fälle, in denen die Realität des Missbrauchs erst im Laufe der Analyse wahrscheinlich wird oder gesichert werden kann.

Auf die unabdingbare Verschränkung von Konstitution, Triebeinflüssen, »Ich-Attributen« wie Temperament und Begabung, der Stand der psychischen Entwicklung zum Zeitpunkt des Traumas, die Art des Traumas selbst und besonders auch die vorher bestehenden Objektbeziehungen und ihre Qualität nach dem Trauma, also die Verschränkung von intrapsychischem Erleben und äußeren Erfahrungen in ihrer Bedeutung für die psychische Entwicklung und für psychische Störungen, hat besonders Harald Blum (1986) hingewiesen, der auch die große Bedeutung und Notwendigkeit der minutiösen Differenzierung von traumatischer Realität und Fantasietätigkeit in der Analyse betont. Die Haltung des

Therapeuten in dieser Phase sollte eine geduldig begleitende sein; Amati (1990) drückt es für die Therapie von Folteropfern so aus: »Die Verfügbarkeit des Therapeuten, der meines Erachtens am Anfang der Kur eher Depositar (Verwahrungsnehmer) und alternatives Identifizierungsobjekt als Übertragungsobjekt ist, scheint mir von wesentlicher Bedeutung zu sein« (ebd., S. 731). Dementsprechend sollten Übertragungsdeutungen vermieden werden (ebd.). Auf keinen Fall darf das Inzestopfer in dieser Phase mit den internalisierten Aspekten, die dem sexuellen Missbrauch entsprechen, konfrontiert werden (z. B. sexuell provozierendes Verhalten, entsprechende Kleidung oder Gestik und besonders auch noch notwendiges, masochistisches, Agieren in Partnerbeziehungen). Das trifft auch auf selbst initiiertes, sich selbst oder andere Personen schädigendes Verhalten zu. Eine derart vorzeitige Konfrontation würde sicher einer Angst des Therapeuten entsprechen, der das Ausmaß von Sexualisierung und Destruktion auf diese Weise begrenzt halten möchte.

Negative Mutterübertragung

Eine *zweite Phase der analytischen Therapie* wird häufig durch den realen Einschnitt erster Therapieferien eingeleitet, die eine heftige Trennungsbedrohung darstellen können, auch wenn die zu erwartenden Trennungsängste – und auch Aggressionen – angesprochen wurden. Es hat sich inzwischen allmählich, überwiegend unbewusst, eine Abhängigkeitsbeziehung entwickelt, die weit über die anfängliche Vertrauens- und Solidaritätsbeziehung (das Vertrauen der Patientin zum Analytiker und seine Solidarität mit ihr) hinausgeht. Dabei handelt es sich um die frühe Mutterbeziehung in der Übertragung, die hier in ihren negativen Anteilen erlebt wird, denn sie enthält eine Art implizites Versprechen des Therapeuten, für die Patientin immer ganz da zu sein, das aber nun gebrochen wird. Die Gefühle existenzieller Angst, deren Abwehr durch körperliche Reaktionen, das Auftreten von Albträumen sowie der Rückzug von sozialen Kontakten entsprechen dem weitgehenden Versagen der frühen mütterlichen Umgebung, das ja dem Inzesttrauma in aller Regel vorausgegangenen ist. Es handelt sich aber gleichzeitig um die schon damals regressive, also der frühen ersten Traumatisierung entsprechenden Angst angesichts des späteren inzestuösen Angriffs, die abgespalten werden musste und nun in der Übertragung wiedererlebt werden kann.

Der Abwehr der großen Angst dienen häufig auch gravierende paranoide Vorstellungen in der Übertragung; der Therapeut wird zum alles kontrollierenden, verfolgenden Objekt, das sowohl die Nähebedürfnisse vernachlässigt als auch jede Autonomiebestrebung verurteilt und behindert (vgl. Masterson & Rinsley, 1975). Spaltungen der Objektbeziehungen setzen ein, andere Objekte werden dem »nur bösen« therapeutischen Objekt entgegengesetzt, die von außen gesehen allerdings alles andere als positiv, sondern im Gegenteil autodestruktiv, zu bewerten sind. Rückfälle in destruktives promiskuöses Verhalten, erneutes Eingehen von sadomasochistischen Partnerbeziehungen, aus denen eine Trennung bereits möglich gewesen war, Suchtmittelmissbrauch, Suizidalität oder Flucht in eine körperliche Krankheit werden an die Stelle des verlassenden oder verfolgenden therapeutischen Objekts gesetzt. Auf diese Weise wird ein aggressives Potenzial freigesetzt, das sich zwar noch gegen das eigene Selbst bzw. den eigenen Körper richtet, das jedoch auf die Übertragung bezogen werden kann und muss. Das Ausmaß der Wut, auf das besonders auch Becker (1990) für Folteropfer und Leonard Shengold (1995 [1989]) für Opfer verschiedener, gerade auch familiärer Gewalt hingewiesen haben, ist oft nicht in der therapeutischen Beziehung allein auszuhalten. Andere Personen wie Partner, Ärzte oder Vorgesetzte müssen als Übertragungsobjekte einspringen, auf die entweder positive Beziehungsanteile übertragen werden, sodass sie einen Schutz, eine Alternative zum negativen therapeutischen Objekt bieten, oder auf welche die destruktiven Anteile projiziert werden, sodass die therapeutische Beziehung entlastet wird.

Günstig wirkt sich hier ein therapeutisches Setting aus, in dem eine Übertragungsspaltung innerhalb der Therapie möglich ist, zum Beispiel die analytische Gruppe oder die kombinierte Einzel- und Gruppenpsychotherapie (vgl. Hirsch, 1990, 2016b; vgl. auch Kap. »Die Kombination psychoanalytisch orientiereter Einzel- und Gruppenpsychotherapie in der ambulanten Behandlung« in diesem Buch). Für die Patientin wird es wieder umso notwendiger sein, die therapeutische Beziehung zu kontrollieren, je negativer sie diese erlebt. Es können ganze Bereiche herausgehalten oder Entscheidungen ohne die Therapie gefällt werden (z. B. Beziehungsabbrüche, Schwangerschaften oder sogar Eheschließungen), ohne dass der Therapeut informiert war.

Einer Aggressionsabwehr, an der auch der Therapeut beteiligt sein kann, würde es entsprechen, wenn jetzt das Ziel der Aggression die reale, versagende Mutter oder der inzestuöse Vater bliebe, und der Therapeut somit verschont würde. Becker (1990, S. 116) weist für die Therapie des Folteropfers eindringlich auf die Gefahr einer solchen Unterlassung hin; der Patient müsse den Hass so doch weiter abspalten. Becker zufolge sollte der Therapeut an diesem Punkt in der Lage sein, die eigenen, vom Opfer induzierten Gefühle von Angst, Schuld, aber auch Wut auf das Opfer zuzulassen und auch auszudrücken; Becker folgt hier Winnicott (1976 [1949]), der annahm, dass der schwer gestörte Patient den eigenen Hass auf den Analytiker nur dann ertragen kann, wenn dieser den seinen erlebt und aushält. Anlässe für Wut und Enttäuschung des Therapeuten sind im allgemeinen autodestruktives Verhalten, sei es sexualisiert, gegen den eigenen Körper oder gegen Beziehungen gerichtet; Selbstdestruktion stellt immer ein provozierendes Attentat auf die Therapie dar. Es ist wichtig, diese Gegenübertragungsgefühle bei passender Gelegenheit vorsichtig selbst zu verbalisieren, da angenommen werden muss, dass derart sensible Patienten die negativen Gefühle atmosphärisch spüren werden.

In dieser Phase der Therapie, in der es besonders um die Frustration früher Bedürfnisse, Angst und besonders Wut geht, findet meines Erachtens eine Verknüpfung statt zwischen einem frühen Deprivationstrauma und einem späteren Inzesttrauma, sodass die Analogie des Verrats des kindlichen Vertrauens, des Missbrauchs der Bedürftigkeit und der Liebe, aber auch die grenzüberschreitende Intrusion auf beiden Ebenen verstanden und auf die aktuelle therapeutische Beziehung ausgedehnt werden kann. Es sollte auch die Verbindung hergestellt werden zwischen der Mutter, die vor dem Inzest nicht schützte, und dem frühen Mutter-Bild, das dem Gefühl der fehlenden Existenzberechtigung – gerade des weiblichen Kindes, der Tochter – entspricht. Häufig kann jetzt auch ein sexueller Missbrauch rekonstruiert werden, der lange vor dem bewussten Missbrauch in der späteren Kindheit stattgefunden hatte und der zugunsten einer Idealisierung des frühen Vaters, als sei er vor dem bewussten Beginn des Missbrauchs ein ganz anderer gewesen, gründlich verdrängt worden war. Die De-Idealisierung ist ein erster Schritt der Trennung, der Emanzipation von dem introjizierten Täter-Objekt, wie es auch Shengold (1995 [1989]) beschrieben hat.

Im Zusammenhang mit der Wut auf die frühe Mutter und dem fehlenden Gefühl der Berechtigung der bloßen Existenz, und auch dem fehlenden Selbstwertgefühl, wird die zentrale Dynamik von Schuld und Schuldgefühl erstmals zu bearbeiten sein, die sich ja auch in dem beschriebenen selbstdestruktiven Agieren niederschlägt, das immer auch einem Strafbedürfnis entspricht. Das Schuldthema wird fortan im Zusammenhang mit dem sexuellen inzestuösen Introjekt und seiner therapeutischen Bearbeitung eine große Rolle spielen.

Die Bedeutung dieser Therapiephase liegt meines Erachtens in der Möglichkeit der Aufdeckung und Bearbeitung der Aggression, die wegen der traumatischen Angst, einer Vernichtungsangst, bisher abgespalten bleiben musste. Durch beharrliches Interpretieren verschiedenster Äußerungen dieser Wut, wobei die therapeutische Beziehung nicht umgangen werden darf, sondern im Gegenteil immer wieder vom Therapeuten einbezogen werden muss, erlebt die Patientin, dass der Analytiker als Mutter-Repräsentanz trotz der immensen – Shengold (ebd.) spricht von der »parentozidalen« – Wut überlebt und dadurch zur schützenden Mutter-Figur wird, wie es Winnicott (1953) beschrieben hat.

Durcharbeiten

Erst auf dieser neuen Beziehungsgrundlage ist es möglich, in die *dritte Phase der Therapie* einzusteigen, in der es um die Externalisierung des traumatischen, sexualisierten, inzestuösen Introjekts *in die Übertragung* geht, das zu einem Teil der Persönlichkeit des Opfers geworden ist. In der erotisierten oder sexualisierten Übertragungsbeziehung kann das sexuelle Trauma der späteren Kindheit externalisiert erlebt werden; man kann die Reinszenierung der inzestuösen Beziehung, die ja auch in promiskuösen Kontakten und sadomasochistischen Beziehungen im Wiederholungszwang immer wieder hergestellt wird, einerseits als Reparationsversuch (vgl. Shengold, 1995 [1989], S. 314), als Ausdruck der unbewussten Hoffnung, der Vater (in Form seines Nachfolgers) werde sich eines Tages doch kindgerecht, das heißt nicht ausbeuterisch verhalten, wodurch er auch ein alternatives mütterliches Objekt sein könnte, verstehen. Andererseits ist sie das Ergebnis der Introjektion des sexuellen Traumas und des damit verbundenen Verschmolzen-Seins mit dem traumatischen Objekt (für die Folteropfer vgl. Amigorena & Vignar (1979 [1977]); Amati, 1990; Becker, 1990; Ehlert & Lorke, 1988).

Insbesondere jugendliche Patientinnen werden – oft völlig unbewusst – dem männlichen Therapeuten gegenüber alle Mittel der Verführung einsetzen; Gestik, Mimik, Make-up und Kleidung sowie ein kindlich-verführerisches Verhalten entsprechen eindeutig dem »Verführerisch-Sein«, mit dem man dem Inzestopfer seit jeher die Verantwortung für den Inzest zu geben versuchte. Briere (1989, S. 70) weist in diesem Zusammenhang darauf hin, dass sexualisiertes Verhalten gar nicht Ausdruck eines tatsächlich sexuellen Bedürfnisses ist, sondern das Merkmal einer Vermischung von sexuellen Zügen mit anderen Aspekten und Bedürfnissen in Beziehungen. Nichtsdestoweniger ist es ein sexuelles Beziehungsangebot, verbunden mit oft panischer Angst vor der möglichen Realisierung, erneuter Wut wegen der (hoffentlich nur!) befürchteten Ausbeutung, aber auch Wut wegen einer erlebten Zurückweisung. Die so entstehende Beziehung zwischen Therapeut und Patientin kann auch den Charakter eines Machtkampfs annehmen, wie zwischen dem Inzestvater und einer inzwischen jugendlichen Tochter, die sich zunehmend triumphierend an der Abhängigkeit des bisher so mächtig erlebten Vaters weidet (Hirsch, 1999 [1987]). Gegenübertragungsgefühle, von Enttäuschung über ohnmächtige Wut gegenüber eventuellen promiskuösen Rückfällen bis hin zu eigenmächtigen Entscheidungen, zum Beispiel schwanger zu werden oder zu heiraten, entsprechen den Gefühlen des Inzestvaters.

In der Gegenübertragung können jetzt verstärkt erotische Gefühle und sexuelle Wünsche des Therapeuten auftreten. Es ist nicht immer leicht, eine zum Teil ungeheure Spannung auszuhalten zwischen dem Bedürfnis, die Gegenübertragungsgefühle entweder in die Realität hinein zu agieren, sie völlig zu verleugnen und zu unterdrücken oder sie im Gegenteil anzuerkennen und sie der Bearbeitung im Sinne der Beziehungsklärung zugänglich zu machen, gegebenenfalls auch in ihrem Abwehrcharakter, und sie auch in angemessener Weise der Patientin zu kommunizieren (vgl. Hirsch, 1988, 2012). Das muss nicht unbedingt direkt verbal geschehen, zumal ein solches Vorgehen (ein Vorpreschen, eine Flucht nach vorn aus Angst des Therapeuten) mit Recht als intrusiver Angriff erlebt werden kann. Es kann auch ein taktvolles, atmosphärisches, gegenseitiges Erkennen sein, das keiner Worte bedarf, die bereits zu viel Realität enthalten würden. In Unsicherheiten, Fehlleistungen und anderen verborgenen Mitteilungen wird die Patientin erkennen können, was im Therapeuten vorgeht.

Wie bei der Bearbeitung der Aggression ist es nun essenziell, die Patientin in ihrer Wahrnehmung zu bestätigen und nicht etwa ihr und ihrer Übertragung die »Schuld« zuzuschieben. Im Grunde ist eine Haltung des Therapeuten gefordert, die der Vater der ödipalen Tochter gegenüber einnehmen sollte, indem er die spielerisch erotischen Angebote freundlich akzeptiert – auch aus eigenem erotischen Interesse – und indem er aus der Bewunderung und Wertschätzung keinen Hehl macht, aber eine absolute Grenze vor die eigene sexuelle Befriedigung setzt, die einer narzisstischen Bemächtigung, der gewaltsamen Beseitigung der Identität einer Tochter und dem plötzlichen Verlust eines Vaters gleichkäme. Eine solche Haltung, nämlich sowohl die erotische Übertragung als auch die entsprechende Gegenübertragung zuzulassen, ohne sie in die Realität hinein auszuagieren, ist auch für die therapeutische Beziehung gefordert worden (Searles, 1959; Massing & Wegehaupt, 1987; Pfannschmidt, 1987; J. Grunert, 1989).

Dass es besonders schwer ist, diese Haltung bei der Therapie von Inzestopfern einzuhalten, lässt sich mit dem großen Externalisierungsdruck, mit dem das sexuell-traumatische Introjekt in die aktuelle Beziehung strebt, erklären. Inzwischen gibt es einige Berichte über sexuelle Beziehungen zwischen (meistens) männlichenTherapeuten und Patientinnen (seltener zwischen Therapeutinnen und Patienten) (von Petersdorff, 2003 [1988]; Augerolles, 1991 [1989]; Bates & Brodsky, 1989) sowie wenige Veröffentlichungen, die sich mit diesem Phänomen auseinandersetzen (Pfannschmidt, 1987; Cremerius, 1988; J. Grunert, 1989). In allen Arbeiten wird der narzisstische Charakter des therapeutischen Inzests deutlich (Hirsch, 1988, 1993b), nämlich die emotionale Bedürftigkeit des Analytikers, der nicht in der Lage ist, von sich abzusehen, der die Sexualisierung in der Übertragung nicht als solche erkennen kann, weil er sich als einzigartiges Individuum gemeint fühlt.

Wenn man einmal eine berechtigte moralische Empörung über den neuerlichen zerstörerischen Angriff auf einen schwächeren, abhängigen

Menschen zurückstellt und auch die sicher vorliegende narzisstische Bedürftigkeit eines solchen Therapeuten nicht als ausreichenden Grund für sein Agieren gelten lässt, wird man seine Unfähigkeit, Grenzen zu erkennen und einzuhalten, feststellen, die ihn allerdings für seine berufliche Tätigkeit untauglich macht. Es sind dies nicht nur die Grenzen des therapeutischen Settings (entsprechend der Generationenschranke beim familiären Inzest), sondern auch die zwischen den Bedürfnissen des Patienten und den eigenen – und auch die Grenze zwischen der jeweiligen Bedürftigkeit –; letztlich disqualifiziert den Therapeuten seine Unfähigkeit, zwischen Mutter-Objekt und Selbst zu unterscheiden.

Wie beim Inzest wird die Patientin in der Fantasie zur allspendenden Mutter gemacht und die Sexualität zum Mittel der Verschmelzung mit ihr. Gleichzeitig dürfte andererseits eine beträchtliche Angst vor einem solchen Mutter-Objekt vorliegen, jedenfalls würde ich Berichte (von Petersdorff, 2003 [1988]; Augerolles, 1991 [1989]) über das hartnäckige Festhalten der Analytiker am ritualisierten Setting (feste »Sitzung«, das sexuelle Agieren auf der Couch, das jahrelange Bezahlen des Honorars, stereotype Begrüßung und Abschied: »Bonjour, Madame«, »Au revoir, Madame«) als Versuch einer sichernden Grenzziehung gegenüber diesem sowohl ersehnten als auch gefürchteten Mutter-Objekt und der Fusion mit ihm verstehen; das ist die Dynamik der sexuellen Perversion. Der größte Schaden für die Patientin, der an den Rand der Psychose führen kann, besteht in der erneuten Grenzverwischung zwischen Subjekt und Objekt, zwischen Wunsch und Realität, also zwischen Innen und Außen, genau wie es das Kind erlebte, genau wie es für die Opfer von Folter und Terror beschrieben wird (Amigorena & Vignar, (1979 [1977]); Amati, 1977, 1990; Ehlert & Lorke, 1988; Becker, 1990). Dann ist es die Aufgabe einer Folgetherapie, gerade diese Grenze wieder aufzurichten (vgl. Becker, 1990).

Schuld, Scham und Trauer

Die vorherigen Abschnitte handelten von Aggression und Sexualisierung, im Folgenden geht es um Schuld und Schuldgefühl, die einen so zentralen Stellenwert in der Dynamik des Opfers einnehmen. Übrigens denke ich nicht, dass dieses Thema zeitlich innerhalb einer Therapiephase abgrenzbar ist, es erstreckt sich über die Bereiche der Aggressions- und Sexualisierungsbearbeitung gleichermaßen und ist besonders wichtig für die Lösung von den Introjekten. Die zunehmende Thematisierung (auch im Sinne der Konfrontation durch den Therapeuten) der Sexualisierung von Beziehungen (auch der Übertragungsbeziehung) und von selbstzerstörerischem Verhalten bedeutet die zunehmende Notwendigkeit, das traumatische Introjekt als zum Selbst gehörig zu erkennen, wie auch immer mehr oder weniger fremdkörperartig oder assimiliert es sei. Es wird also überwiegend um die Anteile des Patienten und *seine* Verantwortung für sein Leben gehen und nicht so sehr um das, was ihm einmal angetan wurde und entsprechend seinen internalisierten Erfahrungen noch aktuell angetan wird.

Ferenczi (1964 [1933]) hat den Mechanismus der Introjektion der Schuld des Täters, von der dieser sich somit befreit und sie dem Opfer als Schuldgefühl aufbürdet, und auch die Identifikation mit dem Aggressor, also die zustimmende Unterwerfung unter Gewalt und Ausbeutung als lebensnotwendigen Abwehrmechanismus des Kindes, beschrieben. Das Thema der Gewalt bestimmt durch die Introjektion das Erleben und das Verhalten des Opfers, Sexualisierung und Selbstzerstörung werden im Wiederholungszwang agiert. Auch Schuldgefühle sind ein Moment starker Bindung an den Täter und das traumatische System. Gerade Inzestopfer sind vielfältig in Schuldgefühle verstrickt (vgl. Hirsch, 1993c), häufig auch im Sinne eines Dilemmas: Sowohl Partizipation am Inzest als auch der Wunsch nach Befreiung davon verursachen Schuldgefühle. Dazu kommen weitere Schuldgefühle aus der ödipalen Konstellation und der Unfähigkeit, die Verantwortung aus der aufgebürdeten, aber auch aus der angenommenen Rollenumkehr zu erfüllen. Das größte Schuldgefühl entsteht im Zusammenhang mit der eigenen sexuellen Lust des Inzestopfers während des Missbrauchs und bei der Realisierung der eigenen aktiven Traumatisierungen schwächeren Personen gegenüber, zum Beispiel aggressiven und vor allem auch sexuellen Handlungen an jüngeren Geschwistern oder den eigenen Kindern.

In diesen Bereichen, die auch mit extremem Schamgefühl verbunden sind, kommt man als Analytiker nicht umhin, bei aller tragischen Verstrickung doch auch reale Schuld zu sehen, was es schwer macht, diese in der Therapie zu bearbeiten. Dabei ist sorgfältig zu unterscheiden zwischen einem Schuldgefühl des erst einmal unschuldigen Opfers von einer realen Schuld, durch die das Opfer zum Täter wird, wenn es, den Täter von damals imitierend, wiederum schwächere Personen zu Opfern macht. Dann geht es nicht mehr um irrationale Schuldgefühle, sondern um die Notwendigkeit der Anerkennung realer Schuld. Diese Unterscheidung fällt leicht, wenn man zwei Arten der Identifikation mit dem Aggressor (Hirsch, 1996) anerkennt. Die erste Möglichkeit besteht in einem sich unterwerfenden Aufgehen in dem Gewaltsystem, einem Eins-Sein mit dem Täter, dem man recht gibt und dessen Schuld sich in das Schuldgefühl des Opfers verwandelt, das durch das traumatische Introjekt hervorgerufen wird. Das ist die Form der Identifikation mit dem Aggressor, die Ferenczi (1964 [1933], S. 518f.) beschrieben hat. Die zweite Möglichkeit, die zum Nachahmen des Täters führt, wodurch das Schuldgefühl zwar verringert wird, nun aber reale Schuld entsteht, hatte eher Anna Freud (1980 [1936]) im Sinn.

Für die Therapie ist diese Unterscheidung von großer Bedeutung. Denn das irrationale Schuldgefühl, dessen Grundlage in der »Schuld« an der bloßen Existenz durch nicht genügendes Angenommen-Sein besteht, das sich durch die Implantation und Introjektion des späteren sexuellen Traumas und seiner Folgen verstärkt und das auch einem tief liegenden Strafbedürfnis entgegenkommt, ist Gegenstand der Analyse. Dieses Schuldgefühl muss also auf seine Ursprünge, auf die dahinterliegenden Defizite und Konflikte, die das Opfer nicht zu verantworten hat, zurückgeführt werden, mit dem Ziel, es von ihnen zu befreien.

Davon sorgfältig zu trennen ist das Schulderleben, das der realen Schuld aufgrund der Identifikation mit dem Introjekt und der daraus entstehenden Komplizenschaft mit dem Täter entspricht. Dieses Schuldbewusstsein soll nicht »weganalysiert«, sondern im Gegenteil benannt und anerkannt werden, damit eine Trennung in Scham, Reue und Trauer möglich wird.

Neben der großen Schwierigkeit, Angst und Wut zu erleben, die mit dem Trauma verbunden sind, ist die Bearbeitung der Schuldgefühle sowie die Anerkennung der eigenen Schuld die schwierigste Aufgabe. Denn sie bedeutet nichts weniger als die Trennung vom – inzwischen internalisierten – traumatischen Objekt und System, was aber gleichbedeutend ist mit dem Gefühl des Verlusts der als lebensnotwendig empfundenen Bindung des Kleinkindes an die Familie.

Trennung

Es geht also um einen Loslösungsprozess, der Schmerzen verursacht, die als größer erlebt werden können, als der ursprüngliche, der bekannte und vertraute, traumatische Schmerz. Die Situation des kleinen Kindes, das vor die Alternative gestellt, die Familie zu verlieren oder das Trauma durch Introjektion in sich aufzunehmen und sich mit dem Aggressor zu identifizieren, letzteres wählt, lebt wieder auf. Hier liegt meines Erachtens die größte Schwierigkeit der Therapie, die implizit als eine fortwährende Aufforderung zur Emanzipation aus der Abhängigkeit zu verstehen ist und auch als eine Aufforderung, gegen den enormen Widerstand gegen die Loslösung gerade bei Opfern von traumatischer Gewalt anzukämpfen, wenn es auch nicht für diese spezifisch ist, sondern ein allgemeines Problem für schwerer gestörte Patienten darstellt. Shengold (1995 [1989]) nennt dieses Problem eine Herausforderung für das Opfer, das

> »das Gefühl erfahren hat, daß es unmöglich ist, ohne die innere Anwesenheit des Aggressors zu existieren, des Seelenmörders, mit dem das Opfer sich identifiziert hat. [...] Im Bedürfnis nach der Bindung an die Eltern liegt der Kern des Widerstands gegen Veränderung« (ebd., S. 321).

Shengold führt die Unfähigkeit der Lösung des Opfers vom Täter auf die immense Aggression zurück, die freigesetzt würde. Die ungeheure Wut, die eigentlich dem ursprünglichen Aggressor gelten sollte, wird nun gegen die Therapie gerichtet, welche die Patientin doch gerade von der Abhängigkeit vom Aggressor befreien will. Diese Rückwendung zu den destruktiven Objekten und ihren inneren Repräsentanzen erklärt das Scheinparadox der negativen therapeutischen Reaktion (vgl. Kap. »Negative therapeutische Reaktion als Beziehungskrise« in diesem Buch). Meines Erachtens ist die Trennungsangst (Trennung von den primären Objekten) eine Identitätsangst, das heißt die Angst vor einer neuen Identität, der unbekannten Nicht-Opfer-Identität.

Darüber hinaus bedeuten die Auflösung der Schuldgefühle und die Anerkennung der Schuld, verbunden mit dem schmerzlichen Gefühl der Scham, jeweils Schritte der Loslösung und Identitätsfindung. Das Zulassen der Scham bedeutet Amati (1990) zufolge einen Widerstand, im Terrorsystem ganz aufzugehen, wohingegen die Rückgewinnung der Scham einen Schritt der Trennung von diesem System darstellt. Scham ist aber verbunden mit der peinlichen Anerkennung der Diskrepanz zwischen dem Ideal-Ich und dem realen Ich; es ist zu vermuten, dass die Opfer schwerer traumatischer Gewalt ihr Ideal-Ich aufgeben mussten und es in einem schmerzlichen Prozess erst wiedergewinnen müssen. Wenn man sich vorstellt, wie weit die »Durchtränkung« (für die Folter) des Selbst durch das traumatische Objekt gegangen ist, und dass die Bindung an das Introjekt denen des kleinen Kindes an die Eltern entspricht, wird man die große Schwierigkeit der Trennung für das Opfer erkennen und in ihr die Ursache der negativen therapeutischen Reaktion, also letztlich der Rückkehr zur traumatischen Familie trotz »richtiger Deutung« ihres zerstörerischen Charakters.

Schlussbemerkung

Das Wesen der Therapie von Opfern inzestuöser Gewalt – ähnlich der von Opfern anderer Gewaltformen – kann als Problem der Externalisierung des traumatischen Introjekts in der Übertragung und der Loslösung davon sowie als Bearbeitung der zwei Formen der Identifikation mit dem Aggressor und deren Aufgeben beschrieben werden. Für diesen Vorgang sind folgende Punkte essenziell:

1. Die mit allen dazugehörenden Affekten erlebte Wiederholung des Traumas in der Übertragung und die Projektion seiner Inhalte, verbunden mit der Erfahrung abgespaltener Gefühle von Angst, Aggression und Sexualisierung, ohne dass sie in der Realität ausagiert werden.
2. Positive (auch sexuelle) und aggressive Gegenübertragungsgefühle des Therapeuten werden zu gegebener Zeit kommuniziert (wieder ohne sie auszuagieren), wodurch die Differenzierung von Subjekt und Objekt gefördert wird und Grenzen zwischen Innen und Außen gefestigt werden.

3. Eine fortwährende Differenzierung zwischen irrationalem Schuldgefühl und realer Schuld ist erforderlich, wodurch es zu einer Anerkennung der Schuld (Schuldbewusstsein), verbunden mit Scham und Trauer kommt, die eine Ablösung vom Introjekt ermöglichen.

Die große Schwierigkeit bei der Loslösung vom introjizierten traumatischen Objekt und das hohe Maß an Scham, Trauer und Trennungsschmerz lassen bei einer gewissen Zahl der Patienten während der Therapie die »Rückkehr« zum traumatischen System, im Sinne einer negativen therapeutischen Reaktion erwarten; die Chancen der Therapie, den Kampf gegen das mächtige Introjekt und die starke Verbindung mit ihm zu gewinnen, sind nicht immer günstig, wie bereits Freud (1923b) im Zusammenhang mit seiner Entdeckung der negativen therapeutischen Reaktion bemerkte.

Negative therapeutische Reaktion als Beziehungskrise[6]

Sigmund Freud (1923b) war überrascht darüber, nach einer treffenden Deutung oder eines anderen Ereignisses, das als Fortschritt der Analyse oder Therapie hätte angesehen werden können, manchmal eine Symptomverschlimmerung feststellen zu müssen; er nannte dieses Paradox »negative therapeutische Reaktion« (ebd., S. 278). Für den Widerstand des Patienten gegen Fortschritte der Genesung machte er einen »›moralischen‹ Faktor« (ebd., S. 279) verantwortlich, »ein Schuldgefühl, welches im Kranksein seine Befriedigung findet und auf die Strafe des Leidens nicht verzichten will« (ebd.). Das Schuldgefühl ist unbewusst und als solches für den Kranken gar nicht erkennbar. Während bis hierher noch nicht klar ist, woher sich das unbewusste Schuldgefühl ableitet – vielleicht ist es ein ödipales, von den Triebimpulsen verursachtes – wird von Freud nun die Verbindung zum Objekt hergestellt. In der berühmten Fußnote in *Das Ich und das Es* (1923b) schreibt Freud:

> »Eine besondere Chance der Beeinflussung gewinnt man, wenn dies *ubw* Schuldgefühl ein entlehntes ist, das heißt das Ergebnis der Identifizierung

6 Veränderte Fassung meines Vortrags »Negative therapeutische Reaktion als Abbruchkrise« auf der Frühjahrstagung der Deutschen Psychoanalytischen Vereinigung (DPV) in Ulm vom 3. bis 6.5.2017, 2017 erschienen in *Brüche und Brücken: Wege der Psychoanalyse in die Zukunft. DPV-Tagungsband der Frühjahrstagung 2017* (S. 158–168). Gießen: Psychosozial-Verlag. Vgl. auch Veröffentlichung in Hirsch, M. (2013a). Negative Therapeutic Reaction in the Light of Object Relations Theory. In L. Wurmser & H. Jarass (Hrsg.). *Nothing Good is Allowed to Stand. An Integrative View of the Negative Therapeutic Reaction* (S. 97–107). New York (NY) und London (UK): Routledge.

> mit einer anderen Person [...]. Eine solche Übernahme des Schuldgefühls ist oft der einzige, schwer kenntliche Rest der aufgegebenen Liebesbeziehung. Die Ähnlichkeit mit dem Vorgang bei Melancholie ist dabei unverkennbar. Kann man diese einstige Objektbesetzung hinter dem *ubw* Schuldgefühl aufdecken, so ist die therapeutische Aufgabe oft glänzend gelöst, sonst ist der Ausgang der therapeutischen Bemühung keineswegs gesichert. Er hängt in erster Linie von der Intensität des Schuldgefühls ab, welcher die Therapie oft keine Gegenkraft von gleicher Größenordnung entgegenstellen kann« (ebd., S. 279, Fn. 1 [kursive Hervorheb. im Orig.]).

Dadurch, dass das Schuldgefühl von einem Objekt stammen könnte, wird es als Ausdruck und Teil einer Objektbeziehung erkannt. Diese Vorgänge erinnern an die Internalisierungsvorgänge in Freuds *Trauer und Melancholie* (1916–1917g [1915]) – Freud denkt ja an die »Ähnlichkeit mit dem Vorgang bei Melancholie« (ebd.), wenn er dort schreibt: »[...] eine *Identifizierung* des Ichs mit dem aufgegebenen Objekt herzustellen. Der Schatten des Objekts fiel so auf das Ich [...]« (1916–1917g [1915], S. 435 [kursive Hervorheb. d. A.; im Orig. gesperrt]). Ein unbewusstes Schuldgefühl muss diesen Gedanken folgend nicht mehr von verdrängten, eigenen Bestrebungen stammen, es kann auch als von einem äußeren Objekt *übernommen* verstanden werden.

Ganz klar drückt sich Freud allerdings nicht aus. Meint er die Identifikation mit einer anderen Person (ebd.), die das Schuldgefühl hervorruft (heute besser nicht als Identifikation bezeichnet, sondern als Introjektion der Person oder vielmehr der Beziehungserfahrungen mit ihr), oder meint er die Identifikation (Introjektion) mit dem Schuld*gefühl* oder aber der *Schuld* einer anderen Person? Jedenfalls hat Freud hier sehr deutlich das Schuldgefühl als Ergebnis der Internalisierung von Aspekten äußerer Objekte bzw. traumatischer Erfahrungen mit ihnen im Sinn gehabt. Eine starke, ambivalente Abhängigkeit hindert den Melancholiker, sich von dem Liebesobjekt zu lösen (vgl. ebd., S. 437), dasselbe gilt auch im Fall traumatisierender Gewalt für die Abhängigkeit des Opfers vom Täter.

Traumatisierende Mangelerfahrungen in der Säuglings- und Kleinkindzeit, also Margaret Mahler (Mahler et al., 1987 [1975]) zufolge in Phasen der Symbiose und Wiederannäherung, sind immer existenzielle Trennungsbedrohungen. Es droht die Vernichtung, die Auflösung des Ichs. Bion nennt es »nameless dread« (1967 [1962], S. 116), »namenloses Grauen«; es entspricht dem »Verrücktwerden des Säuglings« (Winnicott, 1979 [1971b], S. 113), von dem Winnicott spricht. Winfrid Trimborn (1995) hat diese Verhältnisse und die Notwendigkeit massiver Abwehr eindrücklich beschrieben:

> »Das primäre Trauma [...] besteht in einem Zusammenbruch oder einer Fragmentierung des noch rudimentären Ich, z. B. als Folge eines nicht integrierbaren Verlustes oder Übergriffs [...]. Die Folgen dieser katastrophischen Vernichtung und namenlosen Ängste sind ein Riß oder ein Loch in der Psyche. [...] Durch eine verstärkte Anlehnung an das Objekt sucht nun das kindliche Ich [sowohl] den Verlust auszugleichen als auch die eigenen bedrohlichen Impulse gegenüber dem Objekt zu kontrollieren. [...] Die exzessive und globale Identifizierung mit den Objekten ist ein zentraler Mechanismus all dieser Störungen [...]. Diese Überbesetzung dient der Abwehr, weil sie das zu frühe Erleben von Getrenntsein aufheben soll« (ebd., S. 184).

Freud nannte es in *Trauer und Melancholie* (1916–1917g [1915]) »narzißtische Identifizierung« (ebd., S. 436), Karl Abraham sprach in diesem Zusammenhang im Briefwechsel mit Freud von »melancholischer Identifizierung« (Freud & Abraham, 2009, S. 487).

Diese Art der Mangel-Traumatisierung in einem frühen, vorsprachlichen (vorsymbolischen) Alter wird in der Analyse nicht unbedingt erinnert werden können. Sie wird in diffusen Gefühlen, Ängsten und auch Körper-Reaktionen mitgeteilt werden und besonders in Gegenübertragungsgefühlen ihren Ausdruck finden. Erinnerte traumatisierende Erfahrungen wie körperliche Misshandlung, sexueller Missbrauch und auch Deprivationserlebnisse stehen oft für die nicht erinnerbaren frühen Traumatisierungen. Man könnte von Deckerfahrungen statt Deckerinnerungen sprechen, denn folgerichtig sind die früh traumatisierten Kinder prädestiniert, später wieder Opfer von Gewalteinwirkungen zu werden. Auf ein Mutter-Trauma folgt sozusagen ein Vater-Trauma (Hirsch, 1999 [1987], 2004a), denn das deprivierte Kleinkind ist auf der Suche nach alternativen mütterlichen Objekten, die ein Defizit auffüllen könnten, und wird einem späteren Täter willig folgen.

Müssen frühe Traumatisierungen durch »exzessive, globale« Identifikationen abgewehrt werden, erfolgt die Abwehr der späteren Traumata in ähnlicher Form durch Identifikation, nämlich durch die Identifikation mit dem Aggressor, wie sie Ferenczi (1964 [1933], S. 518f.) beschrieben hat. Auch hier bedeutet die Identifikation eine starke Abhängigkeitsbindung an die, wenn auch traumatisierenden, Objekte. Auch wenn Freud von »narzißtische[r] Identifizierung« (1916–1917g [1915], S. 436) spricht und Ferenczi von der Identifikation mit dem Aggressor, das heißt der Notwendigkeit, »sich mit dem Angreifer vollauf zu identifizieren« (1964 [1933], S. 518f.), so ist aber eigentlich eine *Introjektion* gemeint, die Joseph Sandler (1988, S. 52) zufolge von der Identifikation zu unterscheiden ist: Die Introjektion erzeugt ein fremdkörperartiges (traumatisches) Introjekt, das nicht ohne Weiteres durch Identifikation assimiliert werden kann. Und folgerichtig sind wir wieder beim Schuldgefühl angelangt, denn dieses Introjekt verursacht wie ein malignes Über-Ich Schuldgefühle; man kann nun sagen, dass das entlehnte Schuldgefühl an der Wurzel der negativen therapeutischen Reaktion die *introjizierte Schuld des Täters* ist, und dass eine Identifikation insofern vorliegt, als das Opfer nicht mehr unterscheiden kann, wer Opfer und wer Täter ist (Verlust der Selbst-Objekt-Grenzen). Das Opfer fühlt sich schuldig, als wäre es der Täter.

Inzwischen kann man sagen, dass es sich um mehrere Gruppen von traumatisch wirksamen Realeinflüssen handelt, die Introjekte (die Schuldgefühle verursachen) hervorbringen: Körperlicher und sexueller Missbrauch (auch Folter und Vergewaltigung im Erwachsenenalter), unbewältigte Verluste, nicht anerkannte reale Schuld, emotionale Mangelversorgung sowie subtile lang dauernde Beeinflussungen in der Eltern-Kind-Beziehung im Sinne der projektiven Identifikation, die ebenfalls die Grenzen zwischen außen und innen überschreiten.

Die Verbindung des Phänomens der negativen therapeutischen Reaktion zum Traumathema liegt also in der großen Schwierigkeit für Traumatisierte, sich gerade von den Objekten zu trennen, die einmal das Trauma zu verantworten hatten. Leider gibt es das (scheinbare) Paradox, dass sich gerade die Kinder, die genügend geliebt und geachtet worden sind, leichter trennen und in ihr eigenes Leben gehen können, weil sie selbstbewusst sind, und dass diejenigen, die schlecht behandelt wurden, ängstlich in größerer Abhängigkeit verharren. Von John Bowlby stammt der Satz: »Gebissene

Lämmer bleiben länger beim Mutterschaf.« Da aber die psychoanalytische Therapie heute vor allem als Förderung von Individuation und Autonomieentwicklung und von Lösung aus Abhängigkeiten verstanden werden muss, wird sie immer wieder als Bedrohung der Auflösung dieser starken Bindungen erlebt werden (vgl. auch Trimborn, 1995, S. 182).

Freud hat auch schon früher ein unbewusstes Schuldgefühl gefunden. In *Einige Charaktertypen aus der psychoanalytischen Arbeit* (1916d, S. 370ff.) machte er es für ein Scheitern am Erfolg verantwortlich, sah dann in *Aus der Geschichte einer infantilen Neurose* (1918b), der Fallgeschichte des Wolfsmanns, eine negativistische Haltung, die er mit dem trotzigen »Nein« eines kleinen Kindes verglich, bevor er 1923 in *Das Ich und das Es* (1923b) die Bezeichnung und die Definition der negativen therapeutischen Reaktion formulierte und mit einem unbewussten Schuldgefühl verband. Dieser Trotz kann als stolze Selbstbehauptung im Sinne eines masochistischen Triumphs verstanden werden, als eine manische Reaktion im Sinne einer Täter-Opfer-Umkehr. Der Analytiker wird zum Opfer gemacht, durchaus auch durch einen Therapieabbruch, durch den er verlassen würde, ebenso wie der Patient selbst befürchtet, verlassen zu werden.

Dieses Moment der Auflehnung gegen das elterliche Objekt in der Übertragung als ein sozusagen positiver Sinn der negativen therapeutischen Reaktion hat eine ganze Reihe von Autoren (A. Freud, 1952; Olinick, 1964; U. Grunert, 1979; Schubart, 1989) dazu bewogen, die negative therapeutische Reaktion als ein Zeichen von Autonomie und Individuation zu verstehen. Ich möchte aber zu bedenken geben, dass trotzige Auflehnung nicht Souveränität und Autonomie, sondern Gegenidentifikation und damit eher weitere Abhängigkeit bedeutet, sodass der Patient auch so an den destruktiven Primärobjekten und der Identifikation mit ihnen festhält bzw. zu ihnen zurückkehrt.

Die Rückkehr zum »alten« Objekt als Ausdruck der Abhängigkeit von ihm

Ich möchte einen Ablauf der Veränderung der Objektqualität des Analytikers im Erleben des Patienten vorschlagen (vgl. Hirsch, 2013a): Die Analyse und der Analytiker sind erst einmal ein alternatives »gutes« Objekt, von dem eine Aufforderung ausgeht, sich von den verinnerlichten »bösen«, festhaltenden und manipulativen Objekten zu trennen, und sich aus Abhängigkeiten, zum Beispiel aus destruktiven Partnerbeziehungen, zu lösen. Wie Freud es in der oben erwähnten Fußnote in *Das Ich und das Es* (1923b) bereits intuitiv erfasst hat, ist die Analyse eine »Gegenkraft« (ebd., S. 279). Die Therapie oder Analyse schreitet fort, die Identifikationen lockern sich, werden infrage gestellt, einschränkende Symptome verändern sich oder verschwinden. Therapiefortschritte kann man als Lösung von der Abhängigkeit von inneren Objekten, die Fortschritt und Autonomieentwicklung behinderten, verstehen, als Entfernung von Elternobjekten, wodurch Schuldgefühle und Trennungsschuldgefühle, entstehen. Einem Patienten Modells (1965) durfte es nicht besser gehen, weil seine Mutter sich sonst umgebracht hätte, wie er glaubte.

Wird diese Trennungsverlockung (die gleichzeitig eine Trennungsbedrohung ist) zu stark, nimmt das Analyseobjekt erst recht den manipulativen Charakter des verinnerlichten Objekts an; die heftige Übertragung bzw. Projektion auf den Analytiker lässt diesen zu einem bedrohlichen Objekt werden, von dem eine Abgrenzung nötig und auch deshalb möglich ist, weil insgeheim eine Rückkehr zum ursprünglichen »bösen« Objekt, dargestellt in der stärker werdenden Symptomatik (z. B. in selbstzerstörerischem Verhalten wie Sucht oder Ess-Störungen oder in entsprechenden Partnerbeziehungen) intendiert ist. Die Gefahr wird sein, dass nun durch projektive Identifikation im Analytiker starke Impulse von Aggression und Kränkung, vielleicht auch von Angst entstehen. Wenn er diese Gegenübertragungsgefühle nicht kontrollieren kann, dann wird ihn sein Agieren tatsächlich zu einem »bösen« Objekt machen.

Die negative therapeutische Reaktion ist für mich ein deutlicher Ausdruck der Rückwärtsbewegung zu einem starken, negativen, inneren Objekt, das Fortschritt und Erfolg – gerade auch in der Analyse – behindert und Individuation verbietet (vgl. Müller-Pozzi, 1985). Fortschritt in der Analyse bedeutet eine mit Angst quittierte Trennungsbedrohung. Es entsteht ein Dilemma: Die starken identifikatorischen Bindungen des Opfers traumatisierender Gewalt entstanden ja gerade als Abwehr gegen die traumatische Trennungs- und Vernichtungsangst. Beginnt man, sich aus ihnen zu lösen, entsteht genau dieselbe Angst, »the nameless dread« (Bion, 1967 [1962], S. 116), »das namenlose Grauen«.

In seiner Arbeit über die negative therapeutische Reaktion schreibt Stuart Asch (1976) deutlich in diesem Sinne: »Diese Patienten reagieren auf diesen Teil ihres Über-Ichs, als ob es ein Objekt wäre. Sie versuchen, eine Beziehung zu einer speziellen Art einer mächtigen Mutter durch Internalisierung aufrechtzuhalten« (ebd., S. 386 [Übers. d. A.]). So ist auch die Beobachtung Fairbairns (2000 [1952], S. 69f.) zu verstehen, dass die negative therapeutische Reaktion dann auftritt, wenn die Analyse den Patienten von Schuldgefühlen entlastet, das heißt, wenn sie die Verbindung zum inneren Objekt schwächt oder wegnimmt. Freud (1926d) spricht vom »schützenden Über-Ich« (ebd., S. 160) im Zusammenhang mit der Angst vor Objektverlust, das heißt das Über-Ich als introjiziertes Objekt schützt vor »Verlassensein« (ebd.). Im Gegensatz zu den ödipalen Tendenzen, gegen die sich das unbewusste Schuldgefühl richtet und so den Erfolg der Analyse behindern würde, spricht Asch (1976) vom »pre-oedipal crime«, dem »prä-ödipalen Verbrechen«, das letztlich darin besteht, die durch reale emotionale Ausbeutung entstandene innige Verbindung zur Mutter und ihrer Objektrepräsentanz aufgeben zu wollen. Kernberg (1971) fügt zu dem Aspekt der befürchteten Trennung vom Mutterobjekt noch die Angst vor deren Zerstörung durch die erfolgreiche Therapie hinzu:

> »Der Patient identifizierte sich unbewußt mit einer extrem destruktiven Mutter-Imago, und seine Weigerung, Fortschritte zu machen, spiegelte seine Angst wider, daß Fortschritt Trennung von der Mutter und ihre Zerstörung bedeuten würde. Gleichzeitig richtete er seine Wut, die der Mutter galt, gegen sich selbst und *alle, die versuchten, ihm zu helfen«* (ebd., S. 611 [Übers. und kursive Hervorheb. d. A.]).

Fortschritt und Reifung werden also nicht nur mit Trennungsangst und Trennungsschuldgefühl quittiert, sondern mit der Vernichtung der Mutter-Repräsentanz und Selbstdestruktion gleichgesetzt. »Reifung, d. h. [...] Individuation, [wird] als Mord erlebt«, bemerkt Trimborn (1995, S. 198). So gesehen ist eine »Ermordung« des Analytikers bzw. ein »Selbstmord« des Patienten durch Therapieabbruch noch das kleinere Übel.

Das Festhalten am primären Objekt schützt auch vor der elementaren Angst vor der nach der Lösung eintretenden existenziellen Leere (Shengold, 1995 [1989], 320f.; vgl. auch Trimborn, 1995, S. 194), die entstehen würde, weil eine ausreichend gute mütterliche Beziehung nicht introjiziert werden konnte und deshalb eine alternative, fördernde Beziehung nicht vorstellbar ist. Die Angst vor der Leere würde auch die große Schwierigkeit erklären, den Übergang zu schaffen von der Beziehung zum »alten« destruktiven Objekt zu einem neuen therapeutischen Objekt. André Green zufolge äußert sich »das beharrliche Festhalten an einem schlechten inneren Objekt in einer negativen therapeutischen Reaktion, ›als ob das, was gefürchtet wird, das Intervall zwischen dem Verlust des bösen Objekts und seiner Ersetzung durch ein gutes Objekt ist‹« (Kittler, 1991, S. 134).

Hier wird ganz deutlich, dass es sich um ein Objektgeschehen handelt und die negative therapeutische Reaktion als Abwehrreaktion aufgefasst werden kann, eine neue, alternative Beziehung einzugehen und durchzuhalten. Vom Patienten werden zwei Bewegungen gleichzeitig gefordert: Die Loslösung vom alten Objekt und das Eingehen einer Beziehung zum neuen Objekt. Darin liegt gewissermaßen ein Paradox: Es wird einerseits die Emanzipation vom alten Objekt, also Freiheit gefordert, die aber andererseits mit einer neuen Bindung, also möglicherweise einer zu starken Abhängigkeit, verbunden sein kann. Der Analytiker könnte auf diese Weise als eine Art Verführer erlebt werden, der Freiheit verspricht und doch den Patienten, wie das primäre Objekt, missbrauchend zu verschlingen droht. Diese Form der Beziehungsstörung, eine Unfähigkeit zu lieben, ist die Angst, in der Liebe eine ent-individuierende Verschmelzung zu erleben. Die Einsamkeit, der Schmerz, die bekannte Krankheit werden so dem Neuen, Unbekannten vorgezogen.

Sehr oft wird an dieser Weichenstellung – weiteres Entfernen von den Primärobjekten oder Rückkehr zu ihnen – eine krisenhafte Situation entstehen, eine Inszenierung, die eine Entscheidung herbeiführen soll, nämlich die, der Therapie nicht weiter zu folgen, sondern vielmehr ihr nachzuweisen, dass sie schlecht ist, unmenschlich, sodass der Abbruch logisch und legitim erscheint. Eine solche Inszenierung beginnt häufig mit einem Nicht-Einhalten-Können des vereinbarten Rahmens. Die Gründe dafür erscheinen dem Patienten absolut realistisch und nicht zu hinterfragen; die vor Beginn der Therapie getroffene Vereinbarung, gemeinsam die Bedeutung eines Wunsches nach Modifikation der festen Terminregelung zu erforschen, um sie dann im Konsens gegebenenfalls zu verändern, erscheint ihm in diesem Moment absurd. Besteht der Therapeut darauf, wenigstens die Notwendigkeit zu hinterfragen, wird er als ein böses Objekt erlebt, ironischerweise übrigens als genau das identitätsverhindernde Objekt der Ursprungsfamilie, als deren Gegenpol er sich doch gerne sehen möchte.

Dazu zwei Beispiele:

> Eine Patientin, Frau S., die vom Großvater über Jahre hinweg sexuell missbraucht worden war, konnte ihr Leben durch eine extreme Spaltung zwischen Beruf und Beziehungen partiell meistern. Sexuell war sie entweder gehemmt oder erlebte promiskuöse Sexualität in oberflächlichen sadomasochistischen Beziehungen. Als Frau in einer beruflichen Männerwelt hatte sie eine steile Karriere hinter sich, sie war Managerin in einer Firma für Schwerölhandel und Pipelinebau.
>
> Nach ungefähr einem Jahr der fast begeisterten, idealisierenden Einstellung der Therapie gegenüber teilt sie mir eines Tages mit, sie habe ein wichtiges Meeting außerhalb und könne deshalb zur nächsten Sitzung nicht kommen. Sie halte nichts davon, jetzt über Gründe nachzudenken, es gebe keine Gründe jenseits ihrer beruflichen Realität. Ich bestehe auf dem Therapievertrag, und sage, sie könne nicht einfach wegbleiben, ohne gemeinsam zu bearbeiten, was denn tatsächlich wichtiger sei als der Termin. Die Patientin erscheint dann zwar zur nächsten Therapiestunde, beklagt sich aber mit einer Haltung kopfschüttelnder Befremdung darüber, dass sie sich nicht als berufstätige Frau verstanden fühle, sondern vielmehr von einer ignoranten männlichen Autorität wie ein Kind behandelt. Sie steigert sich in eine beträchtliche Wut hinein und will die Therapie sogar abbrechen.
>
> »Eine derart menschenverachtende Arroganz, mit der Sie meine Bedürfnisse mit Füßen treten, ist mir lange, sehr lange nicht mehr begegnet! Das ist wie ein Schlag in den Unterleib!« »Den Unterleib?«, frage ich, »sehr lange nicht mehr begegnet? Vielleicht seit 30 Jahren nicht begegnet?« »Was meinen Sie denn? Ach ja, aber das war ja der Missbrauch.« Plötzlich beginnt sie heftig zu weinen. Damals habe sie keine Chance gehabt, die Wut zu empfinden, die sie

heute habe, sage ich. Und sie konnte nichts tun, nicht einmal weggehen. Heute kann sie gehen, die Therapie abbrechen, sie ist nicht so existenziell abhängig von jemandem, den sie als menschenverachtend erlebt.

Ich erkläre auch noch die zwei gespaltenen Ebenen: Sie habe den Kampf mit der »Männerwelt« aufgenommen, sehr erfolgreich, nur ihre wirklichen Bedürfnisse habe sie weit zurückgestellt. Ich sei für sie jemand, der sie zur Therapie hinüberziehen wolle, in der es um Beziehungen geht, Gefühle, die wahren Bedürfnisse, dabei werde ich aber erlebt wie ein autoritärer Vertreter der Männerwelt, wie ein ignoranter Vorgesetzter, der mit ihr mache, was er wolle. Wahrscheinlich könne sie dieser anderen Welt noch gar nicht trauen; würde sie ihre berufliche aufgeben, stünde sie in ihrem Erleben vielleicht ganz allein da. Zum Schluss der Stunde sagt sie: »Jetzt finde ich Sie gar nicht mehr so schlimm.«

Weniger als drei Monate später entsteht dasselbe Spiel mit dem Therapietermin. Sie sagt, sie müsse auf eine Geschäftsreise, wovon solle sie denn leben, und damit basta, sie sehe nicht ein, dass sie hier wie ein Kind Rechenschaft ablegen soll! Frau S. bricht die Therapie ab, ohne sich an die vereinbarte Kündigungsfrist zu halten.

Eine andere Patientin hatte wegen extremer Prüfungsangst eine Analyse begonnen; sie saß bereits seit Jahren an einer Examensarbeit, ohne damit voranzukommen. Die Herkunftsfamilie der Patientin bestand aus dem Vater, einem sehr bekannten hohen Richter, seiner Frau (die früh ihren Beruf als Lehrerin aufgegeben hatte) und vier Töchtern, von denen die Patientin die älteste war. Alle fünf Frauen hatten ihr Leben um den Vater und seine Bedürfnisse herum angeordnet; die Mutter hatte den Töchtern eine Haltung vorgelebt, die nichts weniger bedeutete, als die Aufgabe jeder selbstständigen Entwicklung zugunsten des Oberhaupts der Familie.

In einer Sitzung ging es um das bestandene Examen des Freundes der Patientin, dem sie unter Vernachlässigung ihrer eigenen Arbeit sehr geholfen hatte. »Wie soll das jetzt nur werden, wo er fertig ist, während ich so lange herumkrebse! Ich habe keine Lust, ihm immer nachzuhängen.«

Das ist eine Verkehrung ins Gegenteil, denn bisher *hatte* sie ihm immer »nachgehangen«: sie lag ebenso in ihrer Prüfungsarbeit weit zurück, wie sie ihm auch alles nachgetragen hatte, was er brauchte, wie damals dem Vater. Tatsächlich hatte sie Angst, dass er jetzt, wo sie ihre Schuldigkeit getan hatte, gehen könnte.

Mir geht nun seltsamerweise durch den Kopf, ob ihr Vater nicht Heinrich heißen könnte – die Patientin hieß Henrike – und frage danach. Tatsächlich! Die Patientin schaltet sofort: Der Vater heiße zwar nicht Heinrich, aber es sei etwas Wahres an meinem Gedanken: Die Eltern hätten wegen der Schwangerschaft mit ihr sehr früh geheiratet, und dann sei sie auch noch ein Mädchen gewesen, das eigentlich ein Junge – Heinrich – hätte sein sollen, deshalb habe man sie eben Henrike genannt. Es fällt ihr ein, dass es bei Wilhelm Busch eine Stelle gibt: »Nur ein Mädchen, ach herrje.«

Hier habe ich ein befriedigendes Gefühl, etwas Bedeutendes entdeckt zu haben, das auch der Patientin nützen würde, wie es häufig für die negative therapeutische Reaktion beschrieben wird (z. B. U. Grunert, 1979, S. 7; Anzieu, 1991 [1985], S. 210).

Aber zur nächsten Therapiestunde kommt die Patientin depressiv, abgehetzt, etwas zu spät. Sie habe nach der letzten Sitzung nichts (an ihrer Examensarbeit) tun können, sei depressiv gelähmt gewesen und habe sich nicht anders zu helfen gewusst, als zu ihren Eltern aufs Land zu fahren, um ein wenig auszuspannen. Sie sei bis heute morgen geblieben, deshalb habe sie der Vater fahren müssen; eigensinnig wie er sei, habe er unbedingt über die Post-, ach nein, über die Oststraße fahren wollen (die Patientin verspricht sich: In der Poststraße liegt die Stadtwohnung der Eltern, in der die Patientin aufgewachsen ist!), wo natürlich ein Stau war, sodass der Vater sie direkt in die Praxis fahren musste und jetzt im Auto vor der Tür warte.

Ich empfinde Ärger, fühle mich hintergangen, als ob ich für meine gute Arbeit nicht nur keinen Lohn, sondern vielmehr einen Tritt bekommen hätte, denn anstatt nach der »guten Stunde« an ihrem Examen zu arbeiten und Fortschritte zu machen, ging die Patientin zu dem Mann zurück, der sie doch seit jeher durch subtilen narzisstischen Missbrauch gebunden hatte.

Während diese Patientin agierend die Verbindung zum »alten« Objekt, den Vater, wiederherstellt, um sich vom Therapeuten zu entfernen, dienen häufig andere Formen des Agierens diesem Zweck. Stanley Olinick (1964, S. 541) hat auf den Aspekt des Agierens bei der negativen therapeutischen Reaktion hingewiesen; schließlich ist auch das Verstärken der Symptomatik ein autodestruktives Agieren, ein Symptomagieren.

Negative Übertragung und projektive Identifikation

Ich möchte versuchen darzustellen, wie das Umschlagen der Beziehungsqualität in der Analyse zu verstehen ist. Meines Erachtens können derartige Patienten (bzw. ihr entsprechendes die Identität verhinderndes Introjekt) es nicht ertragen, dass ein gewährendes Objekt ihre wahren Bedürfnisse respektiert, weil sie sich dadurch verlassen fühlen, denn sie kennen nur sadistische Objekte, auf die sie sich aber sozusagen verlassen können. Deshalb verwandeln sie aufgrund ihrer masochistischen Fantasie das wohlwollende Objekt in ein böses, das sie verachtet und angreift, weil es nicht das gewohnte, verlässliche ist.

Außerdem entsteht durch die implizite Forderung der Analyse, sich von den destruktiven Introjekten zu lösen, eine massive Trennungsbedrohung. Durch diese Forderung nach Entwicklung und Autonomie erhält das therapeutische Objekt für den traumatisierten, masochistischen Patienten eine Doppelnatur: Einerseits verspricht es eine Befreiung vom die Identität behindernden »alten« verinnerlichten Objekt, andererseits wird es zu eben diesem manipulativen Objekt in der Übertragung, wenn der aufgrund der analytischen Arbeit einsetzende Trennungsprozess bis zu einem gewissen Maß fortgeschritten ist. Die Aufgabe wäre jetzt, eine Symptomverschlechterung und schlimmstenfalls den drohenden Therapieabbruch durch aufdeckende Interpretation der Dynamik zu verhindern zu versuchen; das kann gelingen oder aber trotz aller inneren Gelassenheit des Analytikers unaufhaltsam scheitern. Es besteht die Gefahr, dass durch projektive Identifikation im Analytiker ein aggressiver Impuls entsteht, den Patienten um jeden Preis (nämlich um den Preis des Aufgebens der analytischen Haltung) behalten zu wollen, ihn autoritär überzeugen zu wollen, dass die Therapie gut sei, dass er bleiben müsse.

Erst jetzt würde der Therapeut oder Analytiker tatsächlich zu dem verfolgenden, Identität verhindernden Mutterobjekt, als dessen Alternative er sich doch erlebt, und mit Recht würde der Patient sich abwenden. In dieser Gefahr einer solchen destruktiven Entgleisung durch unbewusstes Mitagieren, zu dem die negative therapeutische Reaktion verführt, sehe ich den Grund, weshalb in der Literatur so häufig betont wird, dass die negative therapeutische Reaktion Ausdruck eines beiderseitigen Beziehungsgeschehens sei, dass man nicht so recht wissen könne, ob das »Nein« des Patienten konstruktiv (als Zeichen von Autonomie) oder destruktiv sei. Ich denke, man kann es schon wissen; man kann es ablesen an der Destruktivität der Symptomverschlechterung bzw. eines vorzeitigen Abbruchs.

Mein Beitrag zur umfangreichen Diskussion über die negative therapeutische Reaktion sollte sein, das meist abrupte Umschlagen der positiven Übertragungsbeziehung in eine negative zu erklären. Es scheint mir so zu sein, dass das therapeutische Objekt durch negative Übertragung und Projektion zu einem feindlichen wird, weil es im Erleben des Patienten zu sehr die Loslösung vom destruktiven verinnerlichten Objekt fordert. Der Patient macht das alternative Objekt zu einer Wiederauflage des alten, zu dem er heimlich zurückkehrt, indem er sich von dem neuen lautstark absetzt. Freud (1923b) sah die negative therapeutische Reaktion wesentlich als Ausdruck eines Schuldgefühls, hervorgerufen von einem Über-Ich-artigen Introjekt, wie wir heute sagen würden, dessen Macht im Vergleich zur Macht der Analyse von ihm ziemlich hoch eingeschätzt wurde.

Die in der Literatur vorherrschende Meinung liegt in der Betonung der Autonomie, also in der Ich-Stärke des Individuums, das sich gegen ein negatives Objekt in der Übertragung wehrt; eine im Vergleich zu Freuds Ansicht optimistische Sichtweise. Es scheint eben eine dialektische Verquickung vorzuliegen: Die Analyse fortzuführen würde bedeuten, Erfolg zu haben, das heißt sich von der Mutter-Imago zu trennen. Andererseits würde der Therapieabbruch (auch) ein aggressives Weggehen-Können (von der negativen Mutter-Imago in der Übertragung) bedeuten, aber gleichzeitig eben ein Aufgeben des Erfolgs, und dadurch eine Rückkehr zur Mutter-Imago! Mein Verständnis darüber, dass die negative therapeutische Reaktion nicht Autonomie, sondern eher ihre Verweigerung bedeutet, kehrt zu Freuds Pessimismus zurück, es hilft vielleicht aber auch, nicht in die durch die projektive Identifikation hervorgerufene feindliche Haltung zu geraten, die vom Patienten als Erscheinen seiner Projektionen in der Realität und als Rechtfertigung seiner Unfähigkeit, die sich durch die in der Analyse bietende Gelegenheit der Loslösung zu ergreifen, erlebt wird.

Spezielle Aspekte

Die Bedeutung des Körpers in der psychoanalytischen Therapie[7]

Die Anwesenheit des eigenen Körpers wird kaum bewusst wahrgenommen, »in einer Art stiller Präsenz ist er wie ein unauffälliger Begleiter« (Hirsch, 1998 [1989a], S. 1). Er wird nur vorbewusst wahrgenommen (Fliess, 1961), erst bei Schmerzen oder Hautjucken zieht er größere Aufmerksamkeit auf sich (Szasz, 1955) und wird als etwas vom Ich Getrenntes, als Objekt des Ichs, wahrgenommen. In pathologischen Zuständen einer Dissoziation von Körper-Selbst und Gesamt- Selbst bzw. psychischem Selbst ist der Objektcharakter des eigenen Körpers besonders deutlich und übernimmt Qualitäten der normalerweise zu bedrohlichen internalisierten Objektaspekte und ihrer affektiven Korrelate. Derartige Dissoziationen finden sich etwa bei der Hypochondrie, dem Selbstbeschädigungsagieren, bei artifiziellen Krankheiten oder bei Ess-Störungen (vgl. Hirsch, 1998 [1989c], 2018), aber auch bei psychosomatischen Erkrankungen im engeren Sinne. Die Dissoziation macht aus dem Körper also etwas Besonderes, das in der Therapie zu verstehen und zu integrieren ist; der Körper wird gerade dann zum Objekt der therapeutischen Bemühungen, wenn er etwas Besonderes mitzuteilen hat und eben nicht der stumme, unauffällige Begleiter der therapeutischen Sitzung ist.

Trotzdem hat sich insbesondere die Psychoanalyse verteidigen müssen gegen das Vorurteil – vielleicht auch gegen den teilweise berechtigten

---

7 Erweiterte Fassung meines Vortrags anlässlich der 3. Tagung »Psychotherapie – Lehren und Lernen« der Klinik Hainerberg in Königstein/Ts. am 13.6.1992 und überarbeitete Fassung von Hirsch, M. (1994). Der Körper des Patienten in der analytischen Psychotherapie. *Psychotherapeut, 39*, 153–157.

Vorwurf –, den Körper zu vernachlässigen. Damit hat sich Günter Bittner (1986) ausführlich auseinandergesetzt. Meines Erachtens besteht tatsächlich ein ambivalentes Verhältnis zwischen der Psychoanalyse und dem Körper, das sich letztlich auf Freuds Zwiespalt zurückführen lässt. Freud hatte einerseits nie die Hoffnung aufgegeben, die Metapsychologie, also das Spiel der psychischen Instanzen zwischen Trieb und Umwelt, auf die Biochemie des zentralen Nervensystems zurückführen zu können. Andererseits meinte er, seine Schüler vor der Anwendung der Psychoanalyse auf die organischen Krankheiten warnen zu müssen. Die Ambivalenz der Psychoanalyse dem Körper gegenüber zeigt sich zum einen in der großen Kluft zwischen ihrem psychologischen Ursprung (Hysterie und Angstneurose, auch der Triebtheorie) und zum anderen in ihrer späteren Sprödigkeit bzw. Abwertung dem Körper gegenüber, auch seiner psychischen Repräsentanz übrigens.

Daneben gab es Psychoanalytiker, die sich nicht beirren ließen, eine psycho-physische Einheit zu konzipieren: erstens Ferenczi (1964 [1919b]), der den Begriff der »Protopsyche« (ebd., S. 138), der das ungetrennte Eins-Sein von Körper und Psyche bezeichnet, prägte, und zweitens Felix Deutsch (1924), der ein integratives Modell vertrat, welches das Ineinander-Fließen körperlich-seelischer Prozesse in Gesundheit und Krankheit forderte (vgl. Hirsch, 2002a, 2002b). F. Deutsch (1924) hat früh die gesamte Körpererscheinung, den Körperausdruck eines Menschen, als von der Psyche untrennbares Geschehen beschrieben. Auch Ferenczi (1964 [1919a], 1964 [1919b]) hatte auf Körperspannungen und ihre Austauschbarkeit mit der Verdrängung aufmerksam gemacht, ebenso wie Otto Fenichel (1977 [1929]), der außerdem beobachtete, dass Muskelentspannung geradezu kathartisch wirksam sein kann. Ferner beschrieb Wilhelm Reich (1933) die Parallele zwischen »Charakterpanzer« (ebd.) und Körperpanzer, wonach sich die emotionale Blockade ebenfalls körperlich ausdrückt, auch wenn er diese Körperpanzerung erst viel später direkt körpertherapeutisch anging.

Die frühen Auffassungen der Körper-Psyche-Integration in der Psychoanalyse wurden nicht weiter ausgeführt, erst die Entwicklung der Ich-Psychologie gab wieder Raum, den Körper konzeptionell aufzunehmen. Sie knüpfte dabei an Freuds genialen Gedanken an, der in *Das Ich und das Es* (1923b) die Ursprünge des Ichs als Körper-Ich beschrieb und damit einen ungetrennt körperlich-psychischen Urzustand von Wahrnehmung und Erleben am Anfang der psychischen Entwicklung annahm. Die Ich-Psychologie knüpfte unausgesprochen an die Anfänge dieser Vorstellung, Ferenczis »Protopsyche« (1964 [1919b]), an, nahm Freuds (1923b) Gedanken des anfänglichen Körper-Ichs wieder auf (Hoffer, 1950; Spitz, 1965; Jacobson, 1973 [1964]; Mahler et al., 1978 [1975]) und entwarf ein Entwicklungsmodell der Differenzierung des Selbst aus einem ungetrennt psycho-physischen Stadium, in dem affektives und körperliches Erleben nicht unterschieden werden. Der Säugling lernt, Körpererleben von psychischem Erleben zu trennen und gleichzeitig auch äußere Objekte abzugrenzen. Diesem Differenzierungsschritt folgt die Bildung einer Repräsentanz des integrierten Gesamt-Selbst, in dem psychisches und körperliches Selbst getrennt und doch verbunden sind (vgl. Hirsch, 1998 [1989a]). Traumatische Störungen in der Phase der Differenzierung und Integration werden Fixierungen schaffen, auf die regressiv in Form verschiedener Körperpathologien zurückgegriffen werden kann.

Die Kommunikationsfunktion des Körpers

Es erscheint als Binsenweisheit, dass der Körper in der Psychotherapie eine wichtige Kommunikationsfunktion haben kann, gerade auch für die Bereiche, die dem Bewusstsein des Patienten verschlossen sind, die er also nicht gedanklich-sprachlich formulieren, also symbolisieren kann, die dem Auge des aufmerksamen Therapeuten und Analytikers jedoch nicht entgehen werden.

Es liegt auf der Hand, dass Körperhaltung, Gestik, Mimik, Bewegung oder auch Stimmfärbung teils situative, oft aber chronisch erstarrte Ausdrucksformen für Affekte sein können, die nicht erlebt und gelebt werden können. So wird zum Beispiel eine gebeugte Körperhaltung leicht als Zeichen einer Depression oder aggressiven Gehemmtheit gedeutet. Joseph Lichtenberg (1991 [1983], S. 181) beschreibt ein eindrucksvolles Symptom einer Patientin: Ein Öffnen des Mundes wie beim Gähnen, aber ohne Einatmung, als Äquivalent von Angst. Es konnte rekonstruiert werden, dass die Patientin inadäquat mit der Flasche gefüttert worden war, was durch das »Gähnen« als nicht-sprachliches Engramm in Erscheinung trat. Lichtenberg (ebd., S. 182) zitiert auch ein Beispiel von Sylvan Keiser (1977), der beim Anblick der starren Unterarmhaltung einer Patientin den Gedanken hatte, sie sei als Säugling ans Bett gefesselt worden, was auf Nachfrage dann auch bestätigt wurde. Es handelt sich hierbei um Gedächtnisspuren im Körper, die vorsprachliche Inhalte in sich bergen. Solche Körpererinnerungen können vom Patienten sprachlich nicht ausgedrückt werden, sie können aber durch empathisches Einfühlen und entsprechende Körpererfahrungen und -reaktionen des Analytikers vom Patienten verbalisiert und mit Affekten verknüpft werden.

Oft wird ein besonderer Konflikt mit dem Körper mitgeteilt, zum Beispiel verbergen junge Frauen häufig durch habituell vorgezogene Schultern und entsprechende Kleidung die Brüste, als schämten sie sich ihres weiblichen Körpers. Ein anderes Beispiel:

> Ein junger Mann kam mit »gebrochener Stimme« als Symptom und einer gebeugten Körperhaltung, welche die Unterwerfung unter die Autorität seines sadistischen Vaters ausdrückte, in die Therapie und kritisierte alle seine Chefs, die ihn entlassen hatten, in Grund und Boden. Auffallend war die Spaltung zwischen seiner einerseits bewussten Ich-syntonen, allerdings übertriebenen und offenbar unrealistischen Kritik an den Chefs als Nachfolger seines Vaters und andererseits seinem absoluten Unterwerfen unter die väterliche Autorität, die er jedoch ausschließlich mit dem Körper ausdrückte: Ein gebrochener Mann, dessen Stimme sich nicht erhebt, sondern vielmehr kläglich versagt.
>
> In der Gegenübertragung reagierte ich sofort stark auf den letzten Aspekt seiner Persönlichkeit, ich hatte aversive, fast verächtliche Gefühle für seine demonstrierte Schwäche und konnte ihn erst einmal kaum als das geprügelte Kind empfinden.

Der Körper-Ausdruck ist also nicht nur als Mittel der Kommunikation zu verstehen, sondern er gestaltet durch Übertragungs- und Gegenübertragungsprozesse, die er ausdrückt bzw. in Gang setzt, die Beziehung zu anderen Menschen – und eben auch zum Therapeuten. Gerade durch die frühen, im Körper niedergelegten Inhalte können Dimensionen ans Licht kommen, die dem sprachlich-symbolischen Denken des Patienten verborgen sind. Ein Vorschlag von Frieda Fromm-Reichmann (1959 [1950], S. 99) gibt eine Möglichkeit, körpersprachliche Mitteilungen zu entschlüsseln, wenn ihr Sinn sich nicht spontan erschließt. Der Therapeut soll das Körpererleben des Patienten durch Nachspielen mit dem eigenen Körper nacherleben. (Das geht wohl nur hinter der Couch.)

> Als die Frau eines Patienten Fromm-Reichmanns zum dritten Mal schwanger war, berichtete er von seiner Angewohnheit, die Lungen so weit wie möglich zu füllen und dann den Atem anzuhalten. Er hatte dabei das Gefühl, etwas zu seinem Körper Gehörendes loszuwerden.
>
> Um sich einzufühlen, atmete die Therapeutin tief ein, hielt den Atem an und versuchte sich vorzustellen, einen Teil ihres Körpers loszuwerden. Auf diese Weise kam sie auf die vom Patienten sofort akzeptierte Interpretation, dass er als Ausdruck seines Neides auf das Privileg seiner Frau, wieder schwanger geworden zu sein, durch die Füllung einer Körperhöhle eine Schwangerschaft imitierte.

Ein Beispiel aus meiner Praxis:

> Eine 50-jährige, viel jünger wirkende Patientin führte bestimmte Bewegungen immer dann auf dem Weg vom Wartezimmer zur Couch aus, wenn ein für sie bedrohliches Thema (z. B. Wut auf die Mutter zusammen mit Schuldgefühlen, auch in der Übertragung auf mich) bearbeitet werden sollte. Sie kam dann dynamisch beschwingt auf mich zu und hielt mir forsch mit ausgestrecktem Arm, die Handfläche nach oben gerichtet, die Hand zum Gruß entgegen. Mit Schwung warf sie dann die Handtasche auf den Boden, wie wohl eine Jugendliche die Schultasche in die Ecke fliegen lässt, und ließ sich auf die Couch fallen.
>
> Das Thema der Sitzung war dann zum Beispiel die habituelle Opferhaltung der Mutter, mit der diese zeitlebens durch Erzeugen von Schuldgefühlen Macht ausgeübt hatte. Die Patientin hatte als Jugendliche der Mutter schwere Vorwürfe gemacht, woraufhin die Mutter ausrief: »Das werde ich bis zu meinem Sterbebett nicht vergessen!«

> In der Sitzung fällt dann alle Lebendigkeit von der Patientin ab, als sie sagt: »Wie ich hier so liege, als ob ich ein bewegungsloses Baby bin oder eine Leiche.« Sie verspürt eine Spannung in der Schulter, denkt an die nach vorn gekrümmten Schultern ihrer Mutter, die gebückt ihre Last demonstrierte und den Kindern vorzuhalten pflegte: »Ihr wisst ja nicht, wie schwer ich es hatte!«
>
> Es wurde klar, dass die Patientin sich einerseits durch die Identifikation mit der Mutter von dem schweren Schuldgefühl befreien wollte. Ihr Körper wurde so steif wie der ihrer Mutter auf dem angekündigten Sterbebett, die gekrümmten Schultern spürte sie auf der Couch liegend, als ob sie das Leid der Mutter übernehmen wollte. Ihr übertrieben forsches Auftreten vor Beginn der Sitzung habe ich als Protest, als Aufbäumen gegen das, was da kommen würde und gegen das sie sich damals nicht hatte wehren können, verstanden. Es machte den Eindruck des Unechten, Aufgesetzten, sodass ich konfrontierend vom »falschen Körperselbst« sprach, das als Abwehr nötig war, während die Zustände der Lähmung und Spannung auf der Couch eher dem Abgewehrten gleichkamen.

Neben der Willkürmotorik spricht auch das vegetative Nervensystem eine eigene Sprache. In vielen Therapiesitzungen kann man das Auftreten von Darmgeräuschen wahrnehmen, oft gerade in Momenten des Schweigens. Freud hatte in *Aus der Geschichte einer infantilen Neurose* (1918b [1914]) den Darm, der sich so in die Unterhaltung einschaltet, als »hysterisch affiziertes Organ« (ebd., S. 107) bezeichnet. Guy da Silva (1990) ist der Meinung, dass diese Körpersymptome Zeichen der Verdauung von emotionaler Erfahrung sind und dass sie die Halluzination einer Fütterung oder einer emotionalen Versorgung anzeigen. Und tatsächlich treten Darmgeräusche eher in Phasen der Entspannung auf, als Bedürfnis nach oder als Zeichen der Wunscherfüllung des Patienten, vom Analytiker in der Übertragung gefüttert zu werden. Manchmal ist es auch der Darm des Analytikers, der kommuniziert, vielleicht kommt so auch ein Dialog zustande. Assoziationen zum Bauchknurren sind da Silva zufolge oft ein Schlüssel zum Verständnis einer Sitzung.

Harndrang in der Sitzung würde ich eher als ein Zeichen der Anspannung interpretieren. Dieser oft unwiderstehliche Drang bietet eine

Möglichkeit, sich ohne den Therapeuten Erleichterung zu verschaffen und sich zu entspannen, und kann in diesem Sinne auch als Zeichen von Unabhängigkeitswünschen verstanden werden.

Andere vegetative Zeichen geben oft Hinweise über die vom Patienten selbst nicht wahrgenommene oder verborgene Aufregung oder Erregung. Es entstehen rote Flecken am Hals, die Ohren glühen, sogar die erhöhte Herzfrequenz kann man manchmal an pulsierenden Gefäßen oder am wippenden Unterschenkel bei übereinandergeschlagenen Beinen feststellen. Einmal bekam eine Patientin, die eine erste Phase heftigsten Widerstands gegen die Analyse entwickelt hatte, buchstäblich »kalte Füße«, die sie mit dicken Socken zu bekämpfen suchte, die sie in die Sitzung mitbrachte. Ungeduldige, rivalisierende Patienten machen im Wartezimmer durch lautes Räuspern, Husten und Schnäuzen auf ihre Ansprüche aufmerksam, nun endlich an die Reihe zu kommen.

Paul Schilder (1935) zählte durchaus auch die Kleidung zum erweiterten Körperbild, denn die Kleidung kann tatsächlich eine unendliche Vielfalt von Mitteilungen enthalten. Sie kann verhüllen, entblößen, hässlich machen oder verschönern, aber auch frühe Bedürfnisse anzeigen. Sehr häufig werden Kleidung und auch entsprechendes Make-up gänzlich unbewusst eingesetzt, um sexuelle Signale auszusenden, und zwar besonders oft von jugendlichen Opfern inzestuöser Gewalt, die als »kleine Lolitas« bestimmt keine Wiederholung sexueller Traumata provozieren, sondern vielmehr den männlichen Therapeuten dahin gehend testen wollen, ob er einer gewissen Provokation standhalten und sich als Elternfigur im Sinne der Bedürfnisse des Kindes erweisen kann. Besonders tragisch ist es aber, wenn derartiges Agieren vom Therapeuten als Aufforderung zu sexueller Annäherung missverstanden und das Trauma in der Therapie exakt wiederholt wird.

Als weitere Form der Körpermitteilung sei noch der Geruch eines Menschen angeführt. Hier findet sich ein Spektrum, das vom Hundekot an der Schuhsohle über verschieden starke Schweißgerüche bis hin zur mehr oder weniger dezenten Parfümierung reicht. Besonders aufdringliche Parfüms werden außerdem gern als Duftmarke eingesetzt, um den beanspruchten Therapieplatz zu markieren, auch in Richtung der rivalisierenden Analyse-Geschwister, um die Anwesenheit im Therapiezimmer durch den zurückbleibenden Duft sozusagen zu verlängern.

Der beschädigte Körper in der therapeutischen Beziehung

Das bisher beschriebene Körper-Agieren in seinem Kommunikations- und Übertragungsaspekt wird noch übertroffen, wenn der Körper krank oder beschädigt ist. Die Wirkung auf das Gegenüber, den Therapeuten, zeigt sich sehr stark einerseits im Sinne von Betroffenheit, Helfen-Wollen, Vor-Schaden-bewahren-Wollen und andererseits in Aversion, Empörung, Wut, Kränkung und auch in dem Impuls, die Therapie beenden zu wollen. Die Beschädigung des Körpers macht ihn zum Objekt des Patienten selbst (Hirsch, 1998 [1989a]), aber auch in starkem Ausmaß zum Objekt des Therapeuten, ganz wie er auch sonst das Objekt ärztlichen Handelns ist.

Ulrich Sachsse (1987) bezeichnet Selbstbeschädigung als »präverbalen Appell« (ebd., S. 64), der Karl König (1982) zufolge eine »immense interaktionelle Potenz« besitzt. Das Symptom rufe im Therapeuten widersprüchliche Gefühle zwischen »intensiver Hilfszuwendung und sadistischer Gegenwehr« (Sachsse, 1987, S. 64) hervor, und zwar über den Mechanismus der projektiven Identifikation, die der Patient selbst nicht spüren kann (vgl. auch Plassmann et al., 1986; Paar, 1987). Sachsse (1998) beschreibt die im Laufe des therapeutischen Prozesses im Patienten entstehenden Gefühle, indem der Therapeut Grenzen (in Bezug auf die Selbstbeschädigungshandlung) setzt: »Enttäuschung, Wut, Verbitterung und Ablehnung« (ebd., S. 107f.), eben die Gefühle, die zuerst im Therapeuten entstanden sind und die jetzt der Patient erleben kann.

Bei der offenen Selbstbeschädigung der meist weiblichen Jugendlichen steht eher der narzisstische Rückzug auf die Objektfunktion des Körpers im Vordergrund. Im Laufe der Therapie bekommt das Agieren eine interpersonelle Bedeutung auch für den Patienten, besonders – wie bereits erwähnt – in Situationen der Grenzsetzung und der Trennung (z. B. durch den Urlaub des Therapeuten). Hier wird das Selbstverletzungssymptom dann auch als Demonstration manischer Pseudo-Autarkie (vgl. Kernberg, 1978 [1975], S. 149) verwendet, es ist ein »Akt masochistischen Triumphes« (Sachsse, 1987, S. 65) über das böse Objekt in der Übertragung.

In der Dynamik der artifiziellen Erkrankung, der heimlichen Selbstbeschädigung, wie Reinhard Plassmann (1987) sie bezeichnet, ist die Beziehung zum (zuerst organmedizinischen) Arzt notwendig enthalten. Hier liegt ein Triangulierungsversuch vor, indem mit dem Selbst, dem abgespaltenen Körper und dem Arzt eine Dreieckskonstellation hergestellt wird, welche die Bedrohung, aber auch die Bedürftigkeit der dyadischen, symbiotischen, verinnerlichten Beziehung mildern soll. In einer anfangs hochidealisierten Arzt-Patienten-Beziehung (ebd.) bringt sozusagen eine Mutter ihr krankes Kind in Gestalt ihres eigenen Körpers zum Arzt und bittet ihn um Hilfe. Der Arzt übernimmt die Rolle des Dritten, des Triangulierungsvaters. Im gemeinsamen Bemühen um das »kranke Kind«, den kranken Körper nämlich, ist eine gute Beziehung möglich, die jedoch ins Gegenteil umkippt, sobald der Arzt den Verdacht hegt, dass Manipulation im Spiel sein könnte. Der Arzt wird dann zum bösen, verfolgenden Mutter-Objekt und muss vom Patienten verlassen werden, der sich jetzt einen neuen Arzt sucht. Das ist das »Wandern« des Mimikry-Patienten (vgl. ebd.).

In einer ähnlich scheinbar paradoxen Weise reagiert der Hypochonder, wenn der Arzt ihm sagt, er sei nicht krank, sondern kerngesund; diese Botschaft quittiert er mit wütender Empörung und Beziehungsabbruch: Der krank gewähnte Körper ist ein unbedingt benötigter Symbiosepartner, die Projektion einer sowohl – allerdings »schlechten« – Selbst- als auch Mutter-Repräsentanz, und der Arzt soll mitspielen und dem Patienten durch seine Diagnosestellung das benötigte Objekt nicht wegnehmen (Hirsch, 1998 [1989b]). Die Aufgabe des Therapeuten wäre es, die im krank gewähnten oder beschädigten Körper gebundenen negativen Affekte in die Beziehung zu ziehen. Das geschieht zuallererst, indem er sie über die projektive Identifikation in sich selbst spürt, sie im Sinne eines Containers aushalten kann und sie schließlich »verdaut« dem Patienten zurückgibt.

In den Selbstbeschädigungssyndromen ist also eine doppelte Bindungsqualität enthalten: Einerseits die Herstellung eines alternativen Mutter-Objekts im Körper mit dem verborgenen Wunsch nach einer guten mütterlichen Beziehung (also das Streben nach Schutz, Rettung, Heilung), und andererseits ein kaltes, plötzliches Entwerten und Zerstören der Beziehung.

Eine 25-jährige Patientin, die seit 17 Jahren ununterbrochen an einem Ekzem an beiden Oberschenkeln litt, wollte mir nach etwa einem halben Jahr Gruppenpsychotherapie, nachdem sie durch einen zähen Bericht ihrer Beziehungsprobleme eine lähmende symbiotische Stimmung in der Gruppe erzeugt hatte und das Ende der Sitzung bereits weit überschritten war, in der Gruppe ihr Hautsymptom zeigen und machte bereits Anstalten, die Hose zu öffnen. Als ich dieses sicher kindlich-primärprozesshaft gemeinte Beziehungsangebot ablehnte und die Sitzung etwas übereilt beendete, entwickelte die Patientin eine ungeheure Wut auf mich und wollte sich auf dem Heimweg vor den Zug werfen. Sie konnte mir in der nächsten Sitzung all ihre Gefühle des Missachtet-Seins, der Vernachlässigung und des Sich-verlassen-Fühlens ins Gesicht schreien.

Es stellte sich heraus, dass das Ekzem in einem doppelten Sinn zu verstehen war. Zum einen als Appell, durch Körper-Kontakt versorgt zu werden, als Ausdruck einer Mangelversorgung. (Eine andere Ekzem-Patientin sagte mir einmal: »Die Haut schreit nach der Mutter«!) Zum anderen war die kranke Haut aber auch ein Schutz gegen eine zu bedrohliche, verfolgende Mutterrepräsentanz, eine Art Schutzpanzer. Die realen mütterlichen Objekte der Kindheit der Patientin waren genau dementsprechend aufgeteilt: Die Mutter ekelte sich vor dem Ekzem und konnte, seit es aufgetreten war (die Patientin war damals acht Jahre alt), den Körper des Kindes nicht mehr berühren, aber eine Tante, die im Hause wohnte, nahm sich der Pflege der erkrankten Haut an. Das Symptom stellte also eine Barriere gegen die eine Mutterfigur und ein Mittel des Kontakts zur anderen dar.

Dadurch, dass diese Spaltung in mir als Therapeuten aufgehoben wurde, weil ich mich weigerte, die »gute« Mutter zu sein, konnte die Patientin ihre bisher abgewehrte Wut in der therapeutischen Beziehung erstmalig im ganzen Ausmaß herausgelassen. Das Ekzem verschwand übrigens nach kurzer Zeit vollständig und kehrte auch nicht wieder zurück, wenigstens nicht, solange die Patientin durch die Therapie Kontakt zu mir hatte.

Bei den Ess-Störungen ist die Abspaltung von negativen Affekten und ihre Verschiebung ins Körperliche oft besonders starr. Extrem fettsüchtige Patientinnen können über ihre psychischen Probleme und ihre Beziehungssymptomatik lange sprechen, ohne die Fettsucht mit einem Wort zu erwähnen. Anorektische Patientinnen sind häufig gänzlich unfähig, an ihrem fast lebensgefährlich desolaten Körperzustand etwas Pathologisches zu finden (das Körperbild ist gründlich verzerrt), während doch das unübersehbare körperliche Symptom dem Gegenüber das Ausmaß der Destruktion drastisch vor Augen führt. Um Fortschritte zu erzielen, muss das im Körper abgespaltene Destruktive, also die negative Objekt- und Selbstrepräsentanz, die der Körper gebunden hält, in die therapeutische Beziehung hineingebracht werden. Das Destruktive zeigt sich dann im Erleben des Therapeuten oft zuerst als fast körperliches Empfinden der Aversion, des Abstand-halten-Müssens mit dem eigenen Körper. Ebenso können positive Gegenübertragungsgefühle, helfen, halten und beschützen zu wollen, zu Gefühlen des körperlichen Hingezogen-Seins führen, sodass man geradezu von Körper-Gegenübertragung sprechen kann. Um die negativen Anteile zu integrieren, sind Konfrontation und Begrenzung des Symptomagierens unumgänglich, damit die Aggression interpersonell gemacht wird. Und wenn die Beziehung droht, daran zu zerbrechen (in Form eines Therapieabbruchs), müssen eben mehrere therapeutische Beziehungen installiert werden – ein Verfahren, das der Klinikbehandlung immanent ist –, um Übertragungsspaltungen zu ermöglichen (vgl. Kap. »Die Kombination psychoanalytisch orientierter Einzel- und Gruppenpsychotherapie in der ambulanten Behandlung« in diesem Buch).

Körperkontakt

Zur Diskussion um die Problematik des Körperkontakts in der Therapie hat Fromm-Reichmann (1959 [1950]) eine Bemerkung gemacht, der ich mich anschließen möchte:

> »Das Bedürfnis nach physischer Nähe kann natürlich nicht in der therapeutischen Situation gesucht werden. Dies soll nicht heißen, daß der Psychotherapeut sich zwanghaft an die Sitte unseres Kulturkreises hält, wonach die Berührung eines anderen Menschen oder das Berührtwerden tabu ist, falls nicht eine intime Beziehung besteht. Im Gegenteil: Es kann zuzeiten richtig und wichtig sein, die Hand des Patienten zu nehmen, sie im Falle sehr gestörter Menschen auch beruhigend zu streicheln und nach Herzlichkeit und Nähe verlangende Gesten nicht zurückzuweisen. Immerhin

> empfiehlt es sich aber, mit allem körperlichen Kontakt sparsam zu sein« (ebd., S. 27).

Wenn man heute das Abstinenzgebot so versteht, dass alles, was in der therapeutischen Beziehung geschieht, dem Patienten nützen soll (und nicht dem Therapeuten), kann man hier ja nicht von Abstinenzverletzung sprechen. Anzieu (1991 [1985]) hat das Berührungsverbot unserer Kultur, das im Abstinenzgebot der Psychoanalyse eine Ausformung findet, einer eingehenden Analyse unterzogen. Er sieht das Berührungsverbot als Vorläufer des Inzestverbots und hebt beider strukturierende Kraft hervor. Die Abstinenzregel schützt also den Patienten nicht etwa nur vor der Ausbeutung durch einen Mächtigen, sondern stellt eine Grenze dar, an der sich Struktur bildet. Diese Grenze kann natürlich nicht absolut jede Befriedigung innerhalb der therapeutischen Beziehung ausgrenzen, und auch gelegentlicher Körperkontakt, der den Bedürfnissen des Patienten entspricht, muss nicht vollständig vermieden werden.

Eine spezielle Form des Körperkontakts ist aber in unserer Gesellschaft erlaubt und gefordert: das Händeschütteln, das ebenso wie die Körperhaltung und die Mimik oft ein treffender Hinweis auf den inneren Zustand eines Menschen ist. Der Händedruck kann von weich, gummiartig, schlaff und kraftlos bis hin zu forsch, kräftig und schmerzhaft aggressiv reichen. Hände können kalt oder heiß, trocken oder feucht, hart oder weich sein. Das mangelhafte Zueinanderfinden zweier Menschen kann sich auch durch das Verfehlen der beiden aufeinander zustrebenden Hände ausdrücken. Beim Handschlag können auch wieder aversive Tendenzen entstehen (z. B. extreme Schweißhände, ekzematöse Hände), sodass die Berührung einen gewissen Vorbehalt, eine Abgrenzung enthält. Ambivalenzen entstehen auch, wenn einer der sich Begrüßenden an einem Infekt leidet, mit dem sich die andere Person durch den Händedruck nicht anstecken will.

Auf eine besondere Eigenart mancher Menschen, und eben auch mancher Patienten, bin ich nicht zuletzt durch meine ärgerlichen Reaktionen aufmerksam geworden. Ich meine das eigenmächtige Intensivieren und Verlängern des doch sonst meist harmonischen, selbstverständlichen Kontakts beim Händedruck, der in gegenseitiger Übereinstimmung gestaltet wird. In solchen Fällen wird die Hand des Gegenübers deutlich länger festgehalten als nötig, teilweise wird sie geradezu zwischen Daumen und

Finger geklemmt, die Handinnenfläche des »Opfers« wird förmlich ausgewischt, als ob es da noch etwas zu holen gäbe. Sicher handelt es sich bei diesem Phänomen um ein Zeichen von Bedürftigkeit, das dem »Täter« nicht bewusst – vielleicht vorbewusst – ist, aber die ärgerliche Reaktion des »Opfers« gibt doch den Charakter der Grenzüberschreitung exakt wieder. Dieses Symptom kann im Laufe der Therapie auftreten und wieder verschwinden, es zeigt wohl immer Phasen der erhöhten Bedürftigkeit an.

Auch das Gegenteil des verlängerten Händedrucks lässt sich finden, nämlich dann, wenn durch den Handschlag eine Kontaktverweigerung ausgedrückt wird, indem er flüchtig gestaltet oder abgebrochen wird.

Körperkontakt innerhalb einer Körpertherapie sollte stets einen rituellen Charakter behalten. Denn wenn schon in der verbalen Therapie durch die (unbewusste) Gegenübertragung unreflektierte Reaktionen nicht immer zu vermeiden sind, bedarf es einer besonderen Kontrolle über die Körperreaktionen des Therapeuten. Ich kann mir vorstellen, dass das Zurückstellen eigener emotionaler Bedürfnisse und insbesondere auch eigener Körperkontakt-Sehnsüchte in den Körpertherapien sehr viel schwerer zu realisieren ist als in den verbalen Verfahren; die Abstinenzforderung ist sicher schwerer einzuhalten. Natürlich können verdrängte Affekte einer Körperverspannung entsprechen und kathartisch hervorbrechen, wenn letztere durch körpertherapeutische Arbeit gelöst wird, wie es bereits Ferenczi (1964 [1919b]), Fenichel (1977 [1929]) und Reich (1933) erkannt haben.

Es ist aber nicht die Katharsis, die eine dauerhafte Befreiung von introjizierten Objekterfahrungen bewirkt, sondern das wiederholte Durcharbeiten in der Übertragung. Und so betont auch Bittner (1986), dass nicht die Körpertechnik als solche Wirkung zeigt, sondern die durch sie forcierte Übertragung, die »überwältigende Übertragungsintimität« (ebd., S. 714), die stimulierend auf Empfindungen und Fantasien wirkt. Bittner würde ich mich insofern anschließen, als er darauf besteht, dass die therapeutische Interaktion symbolhaft bleiben muss und dass es nicht um direkte Bedürfnisbefriedigung gehen kann, was auch auf den eventuellen Körperkontakt zutrifft.

Schwerer gestörte Patienten leiden häufig an einer Abspaltung oder Verwerfung von Affektbereichen aufgrund defizitärer oder traumatischer, überstimulierender Erfahrungen (Lichtenberg, 1991 [1983], S. 182, 205; Hirsch, 1998 [1989a]), ein therapeutisches Ziel wäre ihre Wiedergewinnung und Integration. Aber es kann nicht darum gehen, eine bessere mütterliche oder väterliche Erfahrung *konkret* in der Therapie anzubieten. Eine alternative Erfahrung kann nur symbolisch sein, sprachlich oder vielleicht auch körperlich ausgedrückt, denn das Symbol bildet das Dritte, das sich zwischen Subjekt und Objekt sowohl verbindend als auch abgrenzend stellen muss. Denn es ist ja nicht nur das Bedürfnis nach Körperkontakt, sondern immer auch die Angst davor, die Angst vor Vereinnahmung, Nähe, Verschlungen-Werden. An die Stelle des Körper-Symptoms, das ebenfalls Bedürftigkeit und Abwehr gleichzeitig in einer wenig gelingenden Triangulierung (der Körper als Drittes) darstellt, soll das symbolische Geschehen in der therapeutischen Beziehung treten.

Schlussbemerkung

Die Frage, ob die Psychoanalyse den Körper vernachlässigt, was Bittner (1986) strikt verneint, oder sich von ihm entfernt, was Hans Müller-Braunschweig (1992) annimmt, ist nicht so eindeutig zu beantworten, denn der Körper ist nie isoliert vom ganzen Menschen und seiner Geschichte zu betrachten. In der Praxis ist der Körper eben nicht Gegenstand der analytischen Therapie insofern, als die Grenze zur Körper-Berührung genau wie das Inzestverbot als strukturbildend angesehen werden. Die Psychoanalyse will nicht direkt bedürfnisbefriedigend arbeiten, es ist nicht das Ziel des Analytikers, »als empathische Mutter zu handeln« (Lichtenberg, 1991 [1983], S. 205), sondern zu erklären und umzuwandeln (Green, 1975, S. 535). Die Körpersprache ist jedoch eine wichtige Möglichkeit für die Mitteilung psychischer Inhalte, die der Analytiker durch empathisches Hineinversetzen in den Körper des Patienten entschlüsseln – besonders wenn es sich um vorsprachliche Inhalte handelt – und dem Patienten sprachlich symbolisch zurückgeben soll (Fromm-Reichmann, 1959 [1950]; Lichtenberg, 1991 [1983], S. 182).

Es ist seit Langem psychoanalytische Praxis, den Körper als Kommunikationsorgan und Teil der therapeutischen Beziehung zu betrachten; bei jedem Patienten arbeiten wir alle in diesem Sinne mehr oder weniger bewusst und systematisch mit dem Körper, vielleicht allerdings zu wenig reflektiert. Ich habe beim Schreiben dieses Beitrags darüber gestaunt, welch eine Fülle von Gedanken und Erinnerungen zum Thema Körper und Therapie in mir entstanden ist.

Liebe in der Psychotherapie – unmöglich, erwünscht, gefährlich?[8]

Liebe in der Psychotherapie und Psychoanalyse und die Überschreitung der Grenzen der therapeutischen Beziehung durch sexuellen Missbrauch sind zwei noch immer in der Ausbildung und in der Literatur weitgehend tabuisierte Bereiche. Die Übertragungsliebe war von Beginn an ein Markenzeichen der Psychoanalyse, trotzdem bleibt es offenbar schwierig, verschiedene Formen der Liebe in Übertragung und Gegenübertragung entstehen zu lassen und zu bearbeiten. Ein solches Spektrum der Liebe in der Therapie wird in diesem Beitrag aus der Sicht des Therapeuten beschrieben mit der Intention, das Tabu zu relativieren. Sympathie, erotische Attraktivität, Verliebt-Sein und sexuelles Begehren des Analytikers sind durchaus zu erwartende Gegenübertragungsphänomene, und die Aufgabe wäre, sie zu in einem »internal processing« zu containen und als Beziehungsqualität anzuerkennen. Allerdings erliegen immer wieder Psychoanalytiker und Psychotherapeuten ihrer sexuellen Gegenübertragung, indem sie eine reale sexuelle Beziehung eingehen in einer Art absichtlichem Missverstehen der legitimen Übertragungsliebe der Patientin. Narzisstische Größenfantasien und sexualisierte Macht Abhängigen gegenüber werden agiert mit stets katastrophalen Folgen, oft für beide Beteiligten.

Der Begriff *Gegenübertragung* ist ja aus einer Art Entsetzen Freuds darüber entstanden, dass die Psychoanalytiker mit dem Feuer der Liebe

---

8 Basiert auf meinem Vortrag auf der Tagung der Wissenschaftlichen Gesellschaft der Arbeitskreise für Psychoanalyse in Österreich – »Freiberg« in Salzburg am 23.2.2019 (veröffentlicht 2019 unter demselben Titel in *texte. psychoanalyse. ästhetik. kulturkritik., 39*, 66–79).

in der therapeutischen Beziehung nicht umgehen und von ihrer explosiven Kraft überschwemmt werden könnten. Ivry Kumin (1985–1986) sprach von »erotic horror«, »erotischem Schrecken«, in Übertragung und Gegenübertragung und war der Meinung, »daß nicht das Verlangen des Patienten nach dem Analytiker, sondern vielmehr das Verlangen des Analytikers den bösartigsten Widerstand gegen die Übertragungsanalyse darstellt« (Kumin, 1985–1986, S. 13; zit. nach Mann, 1999 [1997], S. 101).

Gegenübertragung war also ursprünglich etwas Negatives, aber dann entwarf Paula Heimann (1950) ein »instrumentelles« Konzept; Gegenübertragung wurde nun als das wichtigste Werkzeug des Analytikers, als Indikator des Unbewussten des Patienten angesehen. Aber es dauerte noch geraume Zeit, bis man die Übertragungs-Gegenübertragungseinheit tatsächlich als Funktion einer beiderseitigen Analytiker-Analysand-Beziehung verstehen konnte, was auf jede therapeutische Beziehung zutrifft.

Womöglich fällt es schwer, die Gefühle des Therapeuten als unter Umständen primär von ihm selbst ausgehend anzusehen; ihm ist es wohl lieber zu denken, er *reagiere* lediglich auf den Patienten. Das Übertragungskonzept behält aber durchaus seine Berechtigung, denn man kann sagen, Übertragung und Gegenübertragung finden *innerhalb* einer komplexen therapeutischen Beziehung statt, einer Beziehungs-Matrix, einer »unbewusste[n] intersubjektive[n] Konstruktion, die vom analytischen Paar geschaffen wird« (Ogden, 2001 [1997], S. 20). Auf diese Weise kann der Therapeut auch auf den Patienten übertragen. Glen Gabbard (1995) spricht von der »Einführung der Subjektivität des Analytikers« (ebd., S. 973), auf die der Patient reagieren wird, ebenso wie auch der Therapeut auf die Übertragung des Patienten reagiert. Heute sprechen wir von Intersubjektivität (Atwood & Stolorow, 1984; Ulmann & Stolorow, 1985; Gill, 1996 [1982]; Natterson, 1991), das heißt, die therapeutische Beziehung wird von beiden Beteiligten wechselseitig gestaltet, sodass man sagen kann, dass die Gegenübertragung – also das Erleben des Analytikers der gemeinsam geschaffenen Beziehung – sowohl vom Patienten bestimmt wird als auch von der Persönlichkeit, dem Charakter und dem, was Freud »Restneurose« genannt hat, des Therapeuten.

Durch das Phänomen der projektiven Identifikation wird das Konzept der Gegenübertragung noch weiter erschüttert: Durch das Eindringen

»einer spezifischen affektiven Erfahrung« (Modell, 1990, S. 65 [Übers. d. A.]) in den Empfänger, zum Beispiel den Therapeuten, wird dieser dazu gebracht, so zu empfinden und so zu reagieren, wie es den unerträglichen Anteilen des Selbst des Senders entspricht. Es »findet eine Vermischung der inneren Realität von Patient und Therapeut statt, die in einem Gefühl von Verwirrung für beide Teilnehmer mündet« (ebd., S. 90 [Übers. d. A.]). Durch diese Grenzverwischung ist gar nicht mehr klar auszumachen, wo der Ursprung der affektiven Beziehungsqualität liegt: Ist die Verliebtheit des Therapeuten durch die Verführung durch seine Analysandin aufgrund projektiver Identifikation zustande gekommen und er selbst »unschuldig«? Oder liebt der Therapeut seine Patientin mit sexuellem Begehren, die wie ein Inzestopfer-Kind lediglich Zärtlichkeit und Verständnis braucht, während er die Andere für seine sexuellen Bedürfnisse ausbeuten möchte? Der Begriff der Gegenübertragungsliebe kann also nur als Ausschnitt eines größeren intersubjektiven Gesamtgeschehens verstanden werden.

Spektrum der Liebe

Ich möchte ein Spektrum der Erscheinungsformen der Liebe des Therapeuten zu seiner Patientin oder – besser gesagt – die Vielfalt der Liebe in allen möglichen Konstellationen der therapeutischen Beziehung und denkbare Formen ihrer Dynamik beschreiben. Die Bandbreite reicht von der förderlichen Sympathie bis hin zum destruktiven sexuellen Missbrauch. Ein gewisses Maß an Sympathie kann sicher als Voraussetzung jeder analytischen Therapie angenommen werden. Wenigstens einen Teil der Persönlichkeit des Patienten sollte der Therapeut mögen können, sozusagen das traumatisierte Kind in ihm (vgl. Henningsen, 1993). Ein Gefühl des Zusammenpassens beruht auf Identifikation, dem beiderseitigen Eindruck, zu verstehen und verstanden zu werden.

Ähnlich wie bei der Sympathie wird leicht eine gewisse erotische Spannung entstehen können und gut auszuhalten sein. Dabei bleibt entsprechend dem Wesen der Erotik das Spielerische, Irreale erhalten. Solange ein Flirt anhält, ist man sicher, dass er ungefährlich ist. Die erotische Beziehungsqualität erfüllt beispielhaft die Bedingung des sowohl Existierenden als auch des Nicht-Wirklichen, das in der Schwebe, der Suspension gehalten bleibt, wie es für die analytische Beziehung überhaupt in all ihren Gefühlsqualitäten charakteristisch ist und auch im Falle von viel mehr andrängenden Formen der Liebesgefühle aufrechterhalten bleiben muss. Von dem amerikanischen Psychologen und Psychotherapeuten Carl Rogers wird berichtet, er habe zu einer Patientin, die er »Gloria« nannte, gesagt: »Ich denke, Sie wären eine sehr reizvolle Tochter« (Shostrom, 1965). Das ist für mich ein Beispiel der ironisch-wohlwollenden Benennung einer interpersonellen Realität, die aber gleichzeitig nicht, auch nicht durch die Verbalisierung, konkret agiert wird. Die erotische Gegenübertragung sollte am ehesten den wünschenswerten Reaktionen der Eltern auf die ödipalen Bestrebungen ihres Kindes entsprechen, die in der Lage sind, dessen spielerisch-erotisches Angebot freundlich zu akzeptieren, es anzuerkennen und ebenso spielerisch zu erwidern (vgl. Searles, 1959; Pfannschmidt, 1997; Massing & Wegehaupt, 1987).

Wenn es uns auch primär selbstverständlich vorkommt, Beziehungsqualitäten, die in der Gegenübertragung erscheinen, über kurz oder lang auch für den therapeutischen Fortschritt zu verwenden, so neigt die Diskussion über das Eröffnen erotischer oder sexueller Gefühle des Analytikers doch zu der Empfehlung, direkte, verbale Mitteilungen darüber zurückzuhalten (Searles, 1959, S. 183; Mann, 1999 [1997], S. 101, 115). Um das zu erreichen, geht es darum, eine nicht verführerische, aber auch nicht zu technisch-unterkühlte Form der Interpretation bzw. Interaktion zu finden. Michael Gorkin spricht von der Notwendigkeit eines »internal processing« (1985, S. 431). Es kommt auf ein Containing dieser Gefühle an (Mann, 1999 [1997], S. 105), damit Scham und Verwirrung und auch verletzendes inzestuöses Eindringen vermieden werden. Eine eventuelle Mitteilung darüber wird, wie erwähnt, die notwendige taktvolle Distanz einhalten müssen. Das Selbstverständliche betone ich an dieser Stelle explizit, weil der Umgang mit Liebesgefühlen besonders schwierig ist. Unter Umständen drängt es den Therapeuten zu sprechen, wenn er sich für die Handlung noch Grenzen auferlegt, aber das Verbalisieren kann sehr leicht eine unzulässige Intrusion bedeuten.

Ein Verliebt-Sein des Analytikers, eine Gefühlsmischung aus beschwingtem Hochgefühl bzw. traurigem Verzichten-Müssen, entspricht weniger einer präödipalen, als vielmehr einer ödipalen oder postödipalen Dynamik.

Im Gegensatz zur situativen erotischen Begegnung mit der Patientin wird sich das Verliebtheitsgefühl nicht auf Zeiten ihrer tatsächlichen Anwesenheit beschränken, vielmehr werden die sehnsüchtigen Gedanken einen größeren Raum auch außerhalb der Sitzungen einnehmen. Vorsicht ist geboten, wenn nun Neid auf die sexuellen Aktivitäten der Patientin und Eifersucht auf ihren Partner so stark werden, dass sie die gebotene Zurückhaltung überrollen könnten. Die Verliebtheit kann durchaus in ein länger anhaltendes Gefühl der Liebe zusammen mit sexuellem Begehren und allen denkbaren Gefühlen und Fantasien übergehen. Die lange Dauer macht es dann nicht gerade leichter, die Beziehung »durchzustehen«, ohne sie gewaltsam zu beenden oder die Abstinenz zu verletzen. In diesem Zusammenhang beklagt Hansjörg Pfannschmidt (1997) den in unserer Kultur fehlenden Spielraum, erotische und sexuelle Gefühle zu kommunizieren und auch körperlich mitzuteilen, »es scheint zwischen der bewußten Wahrnehmung der erotisch-sexuellen Atmosphäre und dem Umsetzen in eine Handlung, die zu dem zu führen hat, was wir landläufig als Geschlechtsverkehr bezeichnen, keinen Spielraum zu geben« (ebd., S. 204).

Sexuelle Empfindungen und Liebesgefühle des Analytikers seiner Patientin gegenüber (natürlich auch zwischen der Analytikerin und ihrem Patienten und zwischen gleichgeschlechtlichen Beteiligten) können entweder aus einer ödipalen Übertragung auf die Patientin (die Patientin wäre die Mutter) entstanden sein (Searles, 1959; Racker, 1982 [1959]) oder aber eine Gegenübertragungsreaktion auf die ödipalen Gefühle der Patientin (Searles, 1959) darstellen. Sicher können ödipale Gefühle eine große Kraft entfalten und auch mit enormer Enttäuschungswut einhergehen (Pfannschmidt, 1987), aber die meisten Autoren sind sich einig, dass mit den ödipalen meist auch narzisstische und archaische Bindungsqualitäten vermischt sind. Diese drängen umso stärker zur Realisierung, je mehr sie archaisch-narzisstische Anteile enthalten, und das notwendige »Als-ob-Gefühl« für die Beziehung verschwindet bei Analysand und Analytiker umso mehr, je größer der archaische Anteil ist.

Kommt es zu heftig drängenden Impulsen des Analytikers, spricht man von »sexualized countertransference« (Gabbard, 1991), das heißt von »sexualisierter Gegenübertragung«. Diese zeichnet sich Almuth Massing und Hartmut Wegehaupt (1987) zufolge »durch ihre archaische Impulsivität [...] und ihren zum Agieren drängenden Charakter aus [...].

Durch das offenkundig ›niedere Niveau‹ [...] dieser sexuellen Gegenübertragung bei Borderlinepatienten kann sich der Analytiker wie von einem Inkubus besetzt fühlen« (ebd., S. 72). Johannes Grunert (1989) hat derartige Impulse auf geradezu körperliche Aspekte der frühen Mutter-Kind-Beziehung zurückgeführt. Demnach spielen »sehr persönliche und schwer zu enträtselnde Momente von Anziehung eine Rolle. [...] Es handelt sich um Vorgänge elementarer Natur, die sich im Gefolge oft unerklärbarer archaischer, körpernaher Kommunikationsprozesse noch jenseits des durchschaubaren Übertragungs-Gegenübertragungsgeschehens abspielen« (ebd., S. 208).

Ich möchte nun zu den milderen erotischen oder sexuellen Beziehungsqualitäten zurückkehren. Häufig kann man Patienten gegenüber eine Art körperlichen Sog verspüren, als möchte man durch Körperkontakt das Leid eines Kindes, das man auf den Schoß nimmt, lindern. In dieser Reaktion kann neben dem mütterlichen Anteil durchaus ein erotischer enthalten sein. Das nennt man »maternal erotic countertransference (MEC)« (Wrye & Welles, 1994), »mütterliche sexuelle Gegenübertragung«, denn die frühe Mutter-Kind-Beziehung kann durchaus einen erotischen Charakter haben.

> Eine junge Frau klagte über ihre Unfähigkeit, Beziehungen sowohl im Beruf als auch in der Partnerschaft längere Zeit durchzuhalten. Vor dem ersten Gespräch hatte sie im Wartezimmer den Stuhl so gedreht, dass sie mir den Rücken zukehrte. Als ich dann ihr Gesicht sah, entstanden in mir gleich Gefühle von erotischem Interesse und einem starken Angezogen-Sein.
>
> Sie berichtet von einem weiteren Symptom: Wenn es ihr nicht gut gehe, bleibe sie auf der Straße stehen und starre Männer an. Sie könne sich dann nicht rühren. Entweder gingen die Männer weg oder sie würden sie verwundert oder anzüglich ansprechen, sodass sie »aufwache« und der Bann gebrochen sei. Sie sexualisiere Beziehungen und sehne sich nach Berührungen, ungeachtet ihrer Berührungsangst.
>
> Ihre Brüder wurden von der Mutter vergöttert, mit dem Mädchen konnte die Mutter nichts anfangen. Als kleines Kind sagte die Patientin: »Morgen, wenn ich ein Junge bin, komme ich auch in

> den Kindergarten.« Vor dem Vater hatten alle Angst, »wir haben uns oft gewünscht, er käme nicht mehr nach Hause«. Im Alter von elf Jahren sei sie von zwei Jugendlichen sexuell missbraucht worden und habe sich seither völlig zurückgezogen.

Ich denke, hier hat sich auf ein frühes Entbehrungstrauma, das mit dem Erleben der Minderwertigkeit des weiblichen Geschlechts und einer unerfüllten Vatersehnsucht verbunden war, ein späteres Missbrauchstrauma aufgepfropft im Sinne eines zweizeitigen Traumas (Hirsch, 1999 [1987]; Volz-Boers, 1999; Schmidt, 1998), sodass ein frühkindlicher Mangel (»Mutter-Trauma«) mit sexualisierten Beziehungen zu Männern (»Vater-Trauma«) kompensiert werden sollte. Während ich in der ersten Begegnung mit der Patientin offenbar auf einer Ebene der erotischen Anziehung Kontakt aufnahm, erlebte ich im zweiten Vorgespräch durch den ununterbrochenen, monotonen, aber völlig affektlosen Bericht der Patientin eine lähmende, endlose Leere, die dem basalen Mangel entsprach; von der erotischen Spannung ist aber nichts geblieben.

Ebenso wie Männer von einer Frau mit einem bedürftigen Blick fixiert werden, kann es wohl auch besonders dem männlichen Analytiker mit einer attraktiven Patientin ergehen. In Zuständen narzisstischer Bedürftigkeit aufgrund seiner Persönlichkeit, seiner besonderen, belastenden oder tragischen Lebensumstände oder aber ausgelöst durch die Identifikation mit dem deprivierten Kind in der Patientin wird der Therapeut dann seinerseits einen saugend bedürftigen Blick auf die Brust, als wäre es die entbehrte Mutterbrust, auf das Dekolleté oder das Gesicht einer Patientin heften. Die Bedürfnisse können also sowohl von der Patientin als auch vom Analytiker ausgehen, und die größere Bedürftigkeit kann zeitweilig auf der einen oder auf der anderen Seite liegen.

Die Sexualisierung der basalen Bedürfnisse nach Mütterlichkeit durch narzisstische Männer, zum Beispiel durch den Analytiker, dürfte nach dem Muster der sexuellen Perversion erfolgen. Es geht dabei nicht so sehr um eine reife Beziehung zu einem bestimmten individuellen Menschen, vielmehr wird ein Bildnis begehrt, ein Idol, das eine narzisstische Vervollständigung bringen soll. Dabei sind Aggression (vgl. Stoller, 1979 [1975]) und Macht, besonders auch die Nähe-Distanz-Regulierung, durch die Sexualisierung und die mit ihr gegebene Beherrschbarkeit in der Fantasie, bzw. wenn sie ausagiert wird, im perversen Ritual miteinbezogen. Auf diese Weise kann man Sexualisierung auch als Abwehr der bedrohlichen Verschmelzungsängste verstehen, da man als Mann im sexuellen Agieren eine Überlegenheit zu behalten meint.

Narzisstische Liebe

Verschmelzungswünsche enthalten neben der Angst, verschlungen zu werden, die Sehnsucht nach narzisstischer Verbundenheit mit einem idealisierten, jugendlich-strahlenden, Allmacht und Unsterblichkeit gewährleistenden Mutterobjekt, das der Therapeut in der Patientin erlebt. Bereits 1959 hat Harold Searles einer bis dahin nur ödipal zu denkenden Quelle der Liebe in der Gegenübertragung eine narzisstische hinzugefügt: Wenn die Patientin Fortschritte macht, spricht das »den narzisstischen Rest der Persönlichkeit des Analytikers an, den Pygmalion in ihm. Er neigt dazu, sich in die sich so schön entwickelnde Patientin zu verlieben, die er auf dieser narzisstischen Ebene als seine eigene Schöpfung betrachtet« (Searles, 1959, S. 187 [Übers. d. A.]).

Besonders auch in Lehranalysen wird der Pygmalion-Komplex eine Rolle spielen, nämlich die Fantasie, die Analysandin sei das Produkt des Analytikers, in das er sich wie in einen idealisierten Teil seiner selbst, sozusagen in eine vollkommene jugendliche Neuauflage, verliebt (Hirsch, 1993b). Auch sadistische Anteile sind zu finden; die Schwäche einer Frau kann den sadistischen Impuls, sie beherrschen zu können oder sie zum Sexualobjekt erniedrigen zu können, hervorrufen. Gabbard (1994, S. 1089) beschreibt, wie die Tränen der Patientin eine sexuelle Erregung des Analytikers bewirken können. In diesem Fall würde also die mütterliche Gegenübertragung durch den Analytiker sexualisiert. Sadistische Aggression ebenso wie Verachtung (ebd., S. 1088) können sowohl zur Abwehr der sexualisierten Gegenübertragung eingesetzt werden als auch gerade eine ihrer Komponenten sein. Sich in die Patientin zu verlieben, könnte also auch den Zweck haben, Wut zu vermeiden (Schafer, 1993; zit. nach Coen, 1994, S. 1111). Das ist auch der zentrale Gedanke Pfannschmidts (1987), der als wesentlichen Faktor für die Entstehung von sexuellem Missbrauch in der Therapie die Unfähigkeit des Analytikers sieht, die ödipalen Wünsche der Patientin zurückzuweisen, weil er ihre Aggression fürchtet.

Narzisstische Liebe beruht häufig auf einer kollusiven, gegenseitigen und gemeinsamen Vorstellung, einander zu ergänzen, einander Vollständigkeit zu ermöglichen (vgl. die entsprechende Dynamik des Vater-Tochter-Inzests, Hirsch, 1999 [1987]). Die junge Patientin gibt dem alternden Analytiker Jugendlichkeit, Lebenskraft, Lebendigkeit, sie verleiht ihm in der Fantasie bisexuelle Vollkommenheit und Unsterblichkeit. Die Patientin wiederum erhält den Penis, der sie vollständig machen soll, das Wissen und die – vermutete – Weisheit und Lebenserfahrung des Älteren (Hirsch, 1993b).

Liebe oder Verliebt-Sein und auch Sexualität als Grenzüberschreitung können auftreten, wenn sich die Analyse ihrem Ende zuneigt oder wenn bei der Patientin der Wunsch entsteht, sie zu beenden oder abzubrechen. Searles (1959) hat die Möglichkeit der Entstehung von Liebesgefühlen in der Gegenübertragung als Abwehr von Trennung beschrieben. Ein solches Motiv lässt sich natürlich ebenso für eine auch dann missbräuchliche sexuelle Beziehung zwischen Analytiker und Patientin finden, wenn das Liebesverhältnis erst nach dem formalen Ende der Analyse begann. Sagt der Therapeut am Ende der letzten Stunde einer Analyse: »Sie dürfen mich besuchen, wann immer Sie wollen«, dann ist die Frage mehr als angebracht, ob die (narzisstischen oder erotischen) Bedürfnisse des Analytikers und *sein* Trennungsproblem nicht größer sind als die der Patientin. Nicht nur die Trennung von der Patientin allein, sondern auch andere Verluste des Analytikers führen zu kompensatorischen Liebesgefühlen, deren Erfüllung das beschädigte Selbst reparieren soll. J. Grunert (1989, S. 227) berichtet von einem Analytiker, der von seinem Lehranalytiker verlassen worden war, woraufhin die Analyse mit der Patientin »entgleiste« zugunsten einer sadomasochistischen Liebesbeziehung.

Sexueller Missbrauch in der Therapie

Innerhalb eines Konzepts der Intersubjektivität gibt es keine deutliche Grenze mehr zwischen analytischer Zurückhaltung und »enactment«, zwischen Deutung und Interaktion. Das bedeutet aber nicht grenzenloses Agieren und Mitagieren, sondern ein kontrolliertes Einfließen-Lassen der eigenen Gefühle und Impulse, *wenn es der Patientin nutzt.* Verliebtheitsgefühle des Analytikers können hier im Sinne einer Verständigung in dezenter Weise mitgeteilt werden (Searles, 1959; Little, 1951; zit. nach Gorkin, 1985, S. 435), wenn sie einem gegenseitigen Bewusstsein der Beziehung entsprechen; dann werden nämlich Intrusion oder Beschämung vermieden. Dabei sind eher spielerische Gesten und leicht ironische Anspielungen angebracht als direktes, plumpes Aussprechen, wie es etwa Rogers (»Ich denke, Sie wären eine sehr reizvolle Tochter« [Shostrom, 1965]) getan hat.

Ein solches Vorgehen schließt eine Haltung der Abstinenz keineswegs aus, wenn sie so verstanden wird, dass die Bedürfnisse des Analytikers in keinem Moment an die erste Stelle treten dürfen. Abstinenz bedeutet auch, dass der symbolische Raum der Analyse erhalten bleiben muss, in den hinein sich unbewusste Beziehungsqualitäten der Patientin entfalten können sollen. Wenn die Bedürfnisse des Analytikers – unvermeidlich – in die Interaktion einfließen, muss er in der Lage sein, sozusagen in der zweiten Reihe zu bleiben, um die analytische Reflexion, gegebenenfalls verbunden mit der Benennung seines Anteils, wieder zu ermöglichen. Aber außer dem Honorar und der Gratifikation durch das Wachstum der Patientin darf er nichts haben wollen, das heißt wollen schon, aber er darf es nicht einfordern.

Das bedeutet auch, dass der Analytiker es bei allem Mitspielen doch vermeidet, einen symbolischen therapeutischen Raum zu verletzen. Allerdings wird sowohl im Mitspielen als auch in jedem verbalen Dialog immer das primär Eigene mit einfließen. Die Aufgabe muss sein, diesen Anteil in jedem Moment durch Selbstanalyse zu erkennen, zu filtern und modifiziert einzubringen und wieder zurückzunehmen, wenn er nicht gleich zurückgehalten werden konnte. Das Moment des Wieder-Zurücknehmens erinnert daran, dass die analytische Situation von einer selbstverständlichen Asymmetrie der Beziehung bestimmt sein muss; eine mutuelle Analyse kann es nicht geben. Der Patient hat nicht nur in seinen Bedürfnissen, sondern in allem den Vortritt (vgl. Gutwinski-Jeggle, 1995, S. 63), jede Interaktion soll durch *seine* Geste initiiert werden.

Der analytische Rahmen, das heißt die genaue Einhaltung des vereinbarten Settings und des Therapievertrags, ist ein weiteres Bollwerk gegen ein Überschwemmt-Werden beider Beteiligten mit archaisch sexuell-narzisstischen oder auch ödipalen Wünschen. Die Wahrung der Abstinenz, der Asymmetrie und des analytischen Rahmens hält die Beziehung gleichsam in der Schwebe, in einer Art Suspension, die ihren »Als-ob-Charakter« ausmacht und den therapeutischen (Spiel-)Raum als symbolischen erhält.

Die Realisierung des sexuellen Begehrens, also der Missbrauch, ist allerdings ein Bruch des impliziten Versprechens, stets die Bedürfnisse des Patienten wie die eines Kindes an die erste Stelle zu setzen. Die Analyse ist beendet, der symbolische Raum zerstört. Die Dynamik des Missbrauchs kann allen Ursprüngen der Liebe in der Gegenübertragung entsprechen, die ich erwähnt habe: archaische Verschmelzungssehnsucht, narzisstische Größenfantasien oder ödipale Bestrebungen des Analytikers. Die archaische Dimension kommt am ehesten nach dem Missbrauch ans Licht, wenn der Analytiker sich von einer Mutterfigur, die er in der Patientin erlebt, verführt, seinerseits betrogen und ins Verderben gestürzt fühlt. Dann ist in seinem Erleben in einer typischen Täter-Opfer-Umkehr der Therapeut von der Patientin umgebracht worden, er spricht von der »Leiche des Vaters« und der »Beseitigung des Vaters« (Hirsch, 1999 [1987], S. 191).

Gesichert ist, dass es narzisstische Männer sind, die am ehesten Sexualität in der Therapie realisieren. Macht, sadistische Aggression und Selbstaufwertung sind besonders bei Wiederholungstätern mit Sexualität verbunden, die suchtartig in einer Weise zur Regulation der Nähe und Distanz in der Beziehung eingesetzt wird, die der Dynamik der sexuellen Perversion nahekommt (Hirsch, 1993b).

Zynischerweise werden zwei der Bedingungen, welche die analytische Situation definieren (analytischer Rahmen und Asymmetrie), von den missbrauchenden Therapeuten gerade für die eigenen Zwecke in unerlaubter Weise benutzt, und zwar aus Gründen der Angstabwehr entsprechend einem perversen Ritual: Wenn die Patientin denkt, sie habe zwar die Analyse verloren, dafür aber eine reale Liebesbeziehung gewonnen, täuscht sie sich (Anonyma, 1988). Denn der Analytiker besteht auf dem Rahmen: Feste Zeiten, 50-Minuten-Stunde, selbstverständlich das übliche Honorar, er fordert sogar die Andeutung eines therapeutischen Gesprächs. Die sexuelle Handlung muss in der Sitzung und ritualisiert stattfinden, damit der Analytiker die absolute Kontrolle darüber behält. Deshalb weigert er sich strikt, die Beziehung über die Sitzungen hinaus in die gesellschaftliche Realität hinein auszudehnen (vgl. auch Augerolles, 1991 [1989]). Ich habe ein solches, oft bizarres Verhalten als Abwehr großer Symbioseangst des Analytikers beschrieben (Hirsch, 1993b). Das Setting schützt hier nicht die Analysandin, sondern im Gegenteil den Analytiker.

Was kann man denn nun tun? Die Unterdrückung der Gegenübertragung im Sinne eines Gegenübertragungswiderstands (Searles, 1959; Weinstein, 1986; schon Ferenczi, 1964 [1919a], S. 53) kann es ja nicht sein. Je weniger man einerseits sexuelle und erotische Gefühle in sich zulässt, je weniger man andererseits, wenn sie entstehen, mit anderen (mit Kollegen oder in einer Supervision) über sie spricht, desto größer ist die Wahrscheinlichkeit, sie missbräuchlich auszuagieren (Racker, 1982 [1959], S. 75; Gorkin, 1985; Krutzenbichler & Essers, 1991, S. 106; Mann, 1999 [1997]). Gabbard (1994, S. 1101) spricht von der Notwendigkeit, sexuelle Übertragungs-Gegenübertragungsgefühle im Sinne der Containerfunktion zu metabolisieren. Kernberg (1994) empfiehlt, sich nicht zu scheuen, die erotischen und sexuellen Fantasien, welche die Patientin betreffen, sozusagen im stillen Kämmerlein ausführlich auszumalen, »sie sogar bis zu der ausformulierten Geschichte einer imaginären sexuellen Beziehung fortentwickeln zu lassen« (ebd., S. 815).

Ich möchte nun aus der Sicht des männlichen Therapeuten von einem eigenen »narrow escape« berichten, von einer lang dauernden Beziehungsphase, die von sexuellem, sehnsüchtigem Begehren bestimmt war.

> Frau C. kam mit einer schweren Depression nach einer gescheiterten Ehe und gefangen in einem aussichtslosen beruflichen Chaos als eine der ersten Patientinnen, die damals den sexuellen Missbrauch durch den Vater gleich zu Beginn mitteilen konnten, in die analytische Einzeltherapie. Die ersten beiden Jahre waren von der empathischen Identifikation mit dem Missbrauchsopfer, der aggressiven Auseinandersetzung mit einer Mutter-Imago und immer wieder eifersüchtigen Gefühlen meinerseits bestimmt, wenn sie ihre Leere mit destruktiven promiskuösen Kontakten bekämpfte.
>
> Erst nachdem sie mit einem Partner zusammengezogen war, entwickelte ich nach und nach sehnsüchtige Liebesgefühle, die einen beträchtlichen Raum meiner Fantasiewelt beanspruchten und von

einem starken sexuellen Begehren begleitet waren. Sicher entstand meine Verliebtheit aus einer Art Trennungsbedrohung durch ihre Partnerbeziehung, vielleicht einer ödipalen Rivalität meinerseits. Oder sie war mir vielleicht auch erst möglich, nachdem ein anderer Mann, als Dritter, wie ein Schutz vor zu großer symbiotischer Bedrohung auftauchte (vgl. McDougall, 1986; Hirsch, 2016a, S. 45f.). Mein Begehren konnte auch Ausdruck der komplementären Identifikation in der Gegenübertragung sein, also dem Begehren des Inzest-Vaters entsprechen.

Ich war eher erleichtert, als Frau C. die Therapie aus verschiedenen formalen Gründen (z.B. Erschöpfung des Kassenkontingents) in einer analytischen Gruppe unter meiner Leitung fortsetzte. Die Intensität meiner Gefühle schwankte in langen Wellen. Außer mit einigen Anspielungen durch die Gruppenmitglieder, Bevorzugungen und Lieblingstöchter betreffend, und manchen Blicken und vielleicht Gesten kam es nicht in Frage, meine Empfindungen auszusprechen, denn ich hatte immer das Gefühl, ich würde auf maßloses Unverständnis stoßen und Verwirrung stiften. Schon die Konkretisierung durch das Aussprechen wäre eine traumatische Realisierung, bereits eine verführerische Geste gewesen, der therapeutische Raum wäre zerstört worden.

Da aber die Patientin sicher auf nonverbalem Wege, durch Körpersprache und Ausstrahlung, Mitteilungen über die Befindlichkeit des Analytikers erreichen – vielleicht von beiden nicht bewusst erlebt –, wird möglicherweise ein stummes Wissen um die Beziehung ein ausreichendes Containing bilden, um eine Zeit zu überbrücken, in der eine gewisse Schwäche und Unzulänglichkeit des Analytikers ertragen und toleriert werden kann. Und vielleicht ändert sich ja auch die Liebeskrankheit des Therapeuten mit der Zeit, wenn erst einmal die Selbstanalyse und das »internal processing« nicht richtig greifen wollen.

Im Englischen gibt es den Begriff »affection« (Zuneigung), den Stefano Bolognini (1994) mit einem Verzicht auf die sexuelle Annäherung verbindet, auch wenn der sexuelle Charakter des Begehrens noch erhalten ist. Vielleicht ist das ein Begriff, der das Überwinden der »Liebeskrankheit« bezeichnet.

Ich denke, dass der Sinn einer Liebe, wie der zu Frau C., in der Wiederholung einer inzestuös-narzisstischen Vater-Tochter-Beziehung lag, die nur dadurch reparativ wirken konnte, weil sie so intensiv war, ohne aber, wie damals, real zu werden. Das konnte ich, aus welchen Gründen auch immer, jedenfalls unter Schmerzen, tatsächlichen Herzschmerzen, vermeiden.

Um die emotionale Kraft der analytischen Beziehung zu illustrieren, die sie gerade dadurch erhält, dass sie nicht realisiert wird, möchte ich zum Schluss aus dem Brief einer Patientin, die ich sehr mochte, in die ich aber nicht verliebt war, zitieren:

> »Irgendwann einmal habe ich gesagt, dass ich eigentlich bei dem schönen Wetter keine Lust auf die Sitzung hätte. Vielleicht erinnern Sie sich noch daran, was Sie damals darauf gesagt haben: ›Wir könnten ja spazieren gehen‹, und ich war erschrocken und habe spontan *Nein* geantwortet. Vielleicht hätte ich damals Ja sagen sollen, dann wären all die Sachen über diese unglaubliche, schmerzhafte, faszinierende und einmalige Patient-Therapeut-Beziehung möglicherweise schon früher zur Sprache gekommen, denn Sie wären doch nicht ernsthaft mit mir spazieren gegangen!? Die Faszination dieser Beziehung besteht für mich darin, dass ich sie tatsächlich tausendmal intimer erlebe als jede andere Beziehung, tausendmal intimer als jede noch so leidenschaftliche sexuelle Beziehung es jemals gewesen ist. Es gibt nichts Vergleichbares, zumindest habe ich nichts Vergleichbares kennengelernt.«

Humor, Ironie und Spott in der analytischen Psychotherapie[9]

Die Definition der Bezeichnungen, die unter den Oberbegriff »Komik« fallen, ist nicht leicht zu finden. Seit Freud (1905c) stehen sich Witz und Humor als gegensätzliche Qualitäten des Komischen gegenüber (auch bei Grotjahn, 1974 [1957]). Oder soll man der Komik den Humor auf gleicher Ebene gegenüberstellen? Zum Witz jedenfalls gehört das offene, oft befreiende Lachen; der Witz braucht ein Publikum. Freud (1905c) zufolge enthält er immer Aggression, immer eine gehörige Portion Sadismus, Regungen, die eigentlich verpönt sind und sich verbieten. Aber die Technik des Witzes umgeht das Über-Ich oder die sonstigen sozialen Einschränkungen und erlaubt einen sozusagen sublimierten Ausdruck von Aggression.

Zum Humor dagegen gehört das Lächeln; er braucht kein Publikum, sein Charakter ist eher masochistisch-depressiv, wie es Martin Grotjahn (1974 [1957]) entgegengesetzt zum Sadismus des Witzes versteht. In *Der Witz und seine Beziehung zum Unbewußten* (Freud, 1905c) scheint Freud der Humor zu kurz gekommen zu sein, sodass er sich später weitere Gedanken zu diesem Phänomen als besonderer Form des Denkens und der Mitteilung in *Der Humor* (Freud, 1927d) gemacht hat. Freud findet im Humor anders als im Witz etwas Großartiges und Erhebendes. Er sieht in ihm einen »Triumph des Narzißmus, in der siegreich behaupteten Unverletzlichkeit des Ichs« (ebd., S. 385). Der Humor verweigert das Leiden, das er aber gleichzeitig anerkennt. Aber diese Anerkennung ist mit scheinbarer Verleugnung verbunden,

9 Leicht veränderte Fassung von Hirsch, M. (2013b). Humor und Ironie in der analytischen Psychotherapie. In S. Trautmann-Voigt & B. Voigt (Hrsg.), *Humor und Leichtigkeit. Beiträge zur psychodynamischen Psychotherapie* (S. 59–73). Köln: Claus Richter.

dadurch weigert sich der Humorist, sich in die Opferrolle zu fügen (obwohl er es muss), indem er sich eine Macht gibt, als hätte er das Unausweichliche, Unabänderliche besiegt. Vielleicht geht es immer um die Anerkennung des absolut Unvermeidlichen, des Todes, wie es ja im Galgenhumor zu finden ist, wofür Freud (1905c) uns ein wunderbares Beispiel mitteilt:

> »Der Spitzbube, der am Montag zur Exekution geführt wird, äußert: ›Na, diese Woche fängt gut an.‹ Das ist eigentlich ein Witz, denn die Bemerkung ist an sich ganz zutreffend, anderseits in ganz unsinniger Weise deplaciert, da es weitere Ereignisse in dieser Woche für ihn nicht geben wird. Es gehört aber Humor dazu, einen solchen Witz zu machen, d.h. über alles hinwegzusehen, was diesen Wochenbeginn vor anderen auszeichnet, den Unterschied zu leugnen, aus dem sich Motive zu ganz besonderen Gefühlsregungen ergeben könnten« (ebd., S. 261).

Freud hätte sicher auch der Spruch Johann Nestroys gefallen: »Wenn alle Stricke reißen, häng ich mich auf.«

Humor ist für Grotjahn (1974 [1957]) nicht nur mit Stärke und Reife der Persönlichkeit verknüpft, sondern er symbolisiert Sieg und Triumph und macht den Humoristen zum Helden über sein Schicksal. Humor gehört für Freud (1927d) zur Rolle des Erwachsenen, der den Zuhörer und auch sich selbst zum Kind macht und das Über-Ich sozusagen zur Mutter. Im Allgemeinen ist das Über-Ich streng, hier aber gönnt es dem Ich einen Lustgewinn, wenn auch nicht so stark wie der Witz. Das Über-Ich weist in diesem Fall, anders als sonst, die Realität ab und dient der Illusion. Eine solche Über-Ich-Mutter sagt Freud zufolge: »Sieh' her, das ist nun die Welt, die so gefährlich aussieht. Ein Kinderspiel, gerade gut, einen Scherz darüber zu machen!« (1927d, S. 389). Wenn Freud von diesem Über-Ich sagt, es benehme sich »liebevoll tröstlich zum eingeschüchterten Ich« (ebd.), dann beschreibt er ja eigentlich das Verhalten liebevoller Eltern, und so sagt auch Grotjahn (1974 [1957]):

> »Der Mensch mit Humor [...] schlüpft [...] in die Rolle der guten Mutter und spielt sie bravourös zu seinem eigenen Nutzen. Er ist freundlich und gütig zu sich selbst und versucht eine ähnlich tolerante und humorvolle Haltung auch gegenüber anderen zu entwickeln« (ebd., S. 51).

Für mich hängen Humor und Ironie, auch Selbstironie, sehr eng zusammen. In der Ironie spricht man manifest das Gegenteil von dem aus, was man eigentlich meint. Die Ironie muss dabei aber verstanden werden; der Empfänger begreift sie oft aus dem Kontext des Gesagten, markiert durch Stimmfärbung, Mimik und sonstigen begleitenden Körpermitteilungen. So kann etwas Unangenehmes, Provokatives ausgesprochen werden, das durch die Ironie aber relativiert und so erträglich wird. Beispielsweise sagt man einem Patienten mit selbstschädigendem Verhalten: »*Natürlich* können Sie mit Ihrem Körper machen, was Sie wollen, Sie sind ein freier Mensch!« Oder, wenn der Therapeut meint, der Patient hält wichtige Informationen zurück: »*Natürlich* müssen Sie hier nicht sprechen, niemand kann Sie zwingen.«

Ironie erscheint mir wie ein Flirt, bei dem die spielerische Mitteilung des Interesses an einem möglichen Liebesobjekt möglich ist. Ohne verletzend oder aufdringlich zu sein, benennt die Ironie zwar etwas, vermeidet aber die direkte Aussage. Ironie und Flirt können jederzeit relativierend wieder zurückgenommen werden, sie bleiben spielerisch. Ein wunderbares Beispiel gibt uns Carl Rogers, der einmal die erotische Wirkung einer jungen Patientin auf ihn, aber auch die Sympathie, die er für sie empfand, sowohl als real anerkennend, als auch im potenziellen Raum lassend, wenn er zu der Patientin, die er »Gloria« nannte, sagte: »Ich denke, Sie wären eine sehr reizvolle Tochter« (Shostrom, 1965; vgl. auch Kap. »Liebe in der Psychotherapie – unmöglich, erwünscht, gefährlich?« in diesem Buch).

In der analytischen Psychotherapie wird wohl kein Wort so oft gebraucht wie »vielleicht«, zum Beispiel: »*Vielleicht* wollten Sie mit Ihrer Mutter schlafen …«, und der Patient behält die Macht, dem zu folgen oder sich dagegen zu verwahren. Und so gehören für mich Humor, Witz, Traum und metaphorische Deutung zu den Mitteln, etwas zu denken, sich bewusst zu machen oder zu benennen, sich dabei aber die Möglichkeit vorzubehalten, jederzeit das zu Unangenehme, Unerträgliche von sich zu weisen.

Eine eher maligne Form der Ironie ist der Sarkasmus, der verletzen soll und die ironische Suspension des Gesagten verlässt, zum Beispiel wenn jemand zu seinem Kontrahenten sagt: »Du tust mir Leid!« oder wenn Jugendliche sich gegenseitig als »Opfer« bezeichnen, wobei »Opfer«

nicht etwa bemitleidenswert, sondern verachtungswürdig und entwertend gemeint ist.

Der Spott im Sinne von Hohn ist eigentlich ein Lächerlich-Machen, eine Beschämung, noch dazu in der Öffentlichkeit. Aber es ist zwischen dem beißenden, also destruktiven, Spott und dem milden, gutmütigen Spott unterscheiden, der sich als Mittel der Konfrontation, auch in der Therapie, verwenden lässt, um jemanden freundlich, aber bestimmt auf seine verdrängten oder verleugneten Anteile aufmerksam zu machen. Spott ist immer gegen den Anderen gerichtet, er dient in seinen konstruktiven und destruktiven Formen der Abgrenzung vom Anderen.

> Zu meiner Schulzeit gab man den Abiturienten eine passende Weisheit mit auf den Lebensweg. Mein Klassenlehrer der letzten Schuljahre, Herr Schröter, hatte mir einen Spruch von Walther Rathenau ausgesucht: »Humor gehört zu den höchsten Formen der Betrachtung und Darstellung, solange er souverän bleibt.« Ich habe den Spruch bis heute nicht ganz verstanden. Herr Studienrat Schröter hat sich sicher dafür entschieden, weil er hinter meiner damals übergroßen Schüchternheit und Sozialangst eine antiautoritäre Aggression erspürte.
>
> Einmal lud er uns Primaner in den Dahlemer Dorfkrug ein, und nach einigen Gläsern Bier stand wieder ein neues vor ihm, das er nicht bestellt hatte. Er fragte: »Wo kommt das denn her?« Und aus mir, bzw. meinem Unbewussten, platzte es heraus: »Von den Müttern!« Ich erntete schallendes Gelächter von meinen Mitschülern und auch von meinem ambivalent gehassten und geliebten Lehrer, da wir doch gerade Goethes *Faust* durchgenommen hatten, wodurch wir eine Ahnung vom dunklen Reich der Mütter bekommen hatten.

Ganz verstanden habe ich aber auch meinen eigenen Witz noch nicht. Oberflächlich könnte man meinen, die Mütter hätten Herrn Schröter das Bier spendiert, damit er uns gnädig durchs Abitur begleite, als eine Art Bestechung, auf einer tieferen Ebene vielleicht: Wir alle sind bedürftig, wir alle sind Kinder, wir alle brauchen die Mutterbrust immer noch, da kannst du dich noch so sehr auf die Rolle des preußischen Studienrats zurückziehen. Mein Ausruf »Von den Müttern!« mag noch ein gewisses Maß an Souveränität bezeugen, ein anderer sicher schon nicht mehr. Die ganze Klasse besuchte eine Vorstellung des Schillertheaters, und Herr Schröter hatte seine Ehefrau und seinen kleinen Sohn mitgebracht. Ich betrachtete das Kind, und es rutschte mir heraus: »Ganz die Mama!« Erst viel später begriff ich, dass darin die aggressive Mitteilung enthalten war, dass die Ehefrau ganz sicher die Mutter des Kindes sei, dass man aber an der Vaterschaft meines Klassenlehrers zweifeln könne.

Angesichts der Mitteilung, die USA würden ab dem 8. September 2010 von jedem Touristen eine Eintritts*gebühr* von 14 Dollar verlangen, finde ich die Formulierung souverän, die USA würden dem Besucher einen »*gebührenden* Empfang« bereiten; man fügt sich in das Unvermeidliche und grenzt sich doch dagegen ab.

Ebenso souverän finde ich auch die Aussage eines alternden Bergwanderers, der bedauernd feststellen muss, die gewohnten Berge längst nicht mehr so leicht, wenn überhaupt, erklimmen zu können: »Zu Hause wechsele ich erst mal meinen Kardiologen!« Einerseits erkennt der Wanderer damit die unvermeidbaren Schwächen des Älterwerdens an und akzeptiert letztlich seinen irgendwann eintretenden Tod, andererseits aber doch noch nicht, als könne ein neuer Kardiologe Unsterblichkeit gewährleisten.

Es entbehrt auch nicht einer gewissen Komik, wenn die an Krebs erkrankten Patienten in der Poliklinik seufzen: »Die Chemo macht mich ganz krank!« oder: »Die Chemo bringt mich noch um!« Allerdings kommt es darauf an, ob jemand diesen Spruch mit selbstironischem Humor äußert oder ob er ihm als Seufzer entspringt, ohne dass er überhaupt merkt, dass er dabei die Krankheit verleugnet, die ja die eigentliche Bedrohung darstellt.

Wenn jemand nach einem frustrierenden Arbeitstag scherzhaft meint: »Ich weiß nicht, wo mein Galgenhumor geblieben ist«, dann scheint er nicht ganz souverän zu sein, vielmehr kokettiert er ziemlich, und die Ehefrau hat recht, wenn sie trocken entgegnet: »Da war er doch gerade!«

Ganz bestimmt nicht souverän ist ein junger Vater, der auf dem Elternabend, auf dem eine erste Wochenendfahrt der kleinen Kindergartenkinder besprochen werden soll, die Ängste der Mütter nicht teilen will. Eine Mutter schlug vor, man solle eine Telefonkette bilden, damit die Mütter sich benachrichtigen könnten, wenn die Kinder gut angekommen seien. Darauf sagte der Vater: »Wieso *das* denn, wir können doch am nächsten Tag in der Zeitung lesen, wenn was passiert ist!« Der Verdacht liegt natürlich nahe, dass er seine eigenen Ängste und auch einen gewissen Trennungsschmerz in keiner Weise in sein Bewusstsein dringen lassen konnte.

Die Unterscheidung zwischen souverän und nicht-souverän – im letzteren Fall ist sie von Motiven der Abhängigkeit, Feindseligkeit, Ambivalenz und Narzissmus bestimmt – kann man am ehesten so treffen: Souveränität findet sich bei der Verwendung von Ironie und humorigem Witz durch bewusste Ich-Kontrolle, mangelnde Souveränität dagegen bei Äußerungen, deren Motive unbewusst sind. Der souveräne Humor erleichtert es, die unvermeidlichen Wechselfälle des Lebens, deren Opfer man wird, zu ertragen, als würde man sie beherrschen, besonders auch in Beziehungen, die, wenn sie länger dauern, nie von negativen Gefühlen dem Anderen gegenüber frei sind und nie ohne Ambivalenz auskommen. So wird der souveräne Humor auch dabei helfen, Beziehungen durchzuhalten. Wenn nach langen Ehejahren der Ehemann zu seinem besten Freund sagt: »Was unsere Ehe betrifft – die könnten wir auch am Telefon führen« (Lee, 2006 [2005]), dann benennt er sein Bedauern über nachlassende Leidenschaft und Sexualität, bekundet aber gleichzeitig selbstironisch, dass er sein Schicksal zugunsten von Verlässlichkeit und Geborgenheit akzeptiert. Mangelnde Souveränität ist aggressiv gegen den Anderen, grenzt ihn aus, zerstört Beziehungen und trennt. Ähnlich wie der Spott zerstörerisch und verletzend, aber auch wohlwollend konfrontierend sein kann.

Bestimmt nicht souverän, sondern ganz aus dem Unbewussten heraus, passierte Erich Kästner einmal unfreiwillig ein Witz, über den Joachim Kaiser (2008) berichtete:

> »Mir fällt dabei Erich Kästner ein, damals Chef der Deutschen Akademie für Sprache und Dichtung. Ein oder zwei Tage vorher war ein hochgeehrtes Mitglied gestorben, und Kästner musste den Nachruf halten, was er auch sehr kurz tat. Dann machte er eine kurze Pause und fügte hinzu: ›Der hat gesagt: *›Dass ich sterben muss, weiß ich, aber ich glaube nicht daran.‹* Nun hat er dran glauben müssen.‹ Wir lachten natürlich alle, und Kästner war ganz erschrocken, weil er den Doppelsinn nicht verstand. Der wusste gar nicht, dass er auf Kosten des Toten einen Witz gemacht hatte« (ebd., S. 12).

Humor in der Psychotherapie

Wenden wir uns nun endlich der Bedeutung des Humors für die Psychotherapie zu. Die psychoanalytische Psychotherapie hat sich – Gott sei Dank – in den letzten Jahrzehnten zu einer interaktionellen, intersubjektiven Sicht der therapeutischen Beziehung und dessen, was in ihr geschieht, entwickelt. Nun dürfen viel mehr als früher die Assoziationen des Therapeuten in die Interaktion einfließen, die kleinen Geschichten, die ihm in bestimmten Situationen einfallen und sogar in gewissem Maße seine Gefühle. Man muss die Gegenübertragung heute nicht mehr als bloße Reaktion auf den Patienten verstehen, auch der Therapeut erlebt den Patienten unabhängig von dessen Übertragung, er überträgt sogar auf den Patienten und kann vieles davon in den Spielraum der therapeutischen Interaktion einfließen lassen. Allerdings muss die Abstinenzforderung absolut erfüllt bleiben, alles, was geschieht, soll dem Patienten nützen und nicht etwa dem Therapeuten. In diesem Sinne kann und soll der Therapeut durchaus Persönliches, nicht aber Intimes zu diesem Zweck äußern (vgl. Zwiebel, 2002). Außerdem erfordert das notwendige asymmetrische Machtgefälle zwischen Therapeut und Patient einen gewissen Takt, eine gewisse Kontrolle der Reaktionen des Therapeuten, ein selbstanalytisches Kontrollieren der Gegenübertragung.

Trotzdem sollen die Interventionen des Therapeuten spontan und authentisch sein. Wenn er doch einmal Schuldgefühle entwickelt, weil er dem Patienten gegenüber zu ironisch oder zu spöttisch gewesen sein könnte und sich fragt, ob Ironie und milder Spott überhaupt ein Mittel der Therapie sein können, findet er eine Entlastung durch die Vorstellungen Fonagys und seiner Mitarbeiter (vgl. besonders Fonagy & Target, 2001 [2000]), welche die Theorie der Symbolisierung und Mentalisierung in der frühen Mutter-Kind-Beziehung so überzeugend ausgearbeitet haben.

Im Folgenden möchte ich reflektieren, wie Fonagy (ebd.) zufolge die Symbolisierung im *Containment* beginnt. Es gibt sozusagen drei Möglichkeiten, mit den frühen Affekten des Säuglings umzugehen: Erstens sie zu ignorieren bzw. falsch zu interpretieren, zweitens sie eins zu eins, also unverändert, wiederzugeben oder aber drittens: »Damit diese Reflexion dem Baby auch hilft, muss sie auf geschickte Weise das Erleben des Babys spiegeln und dieses Erleben gleichzeitig *mit einem kontrastierenden Affekt verbinden*« (ebd., S. 966 [kursive Hervorheb. d. A.]).

Die Mutter fängt die Angst des Kindes zum Beispiel dadurch auf, dass sie zwar zurückgibt, dass es Angst ist, sie kombiniert die Reflexion aber mit Ironie. »Auf einer Ebene signalisiert sie damit dem Kind, dass es nichts ›wirklich‹ zu fürchten gibt« (ebd.). Dadurch schafft die Mutter die Möglichkeit, »eine Repräsentation zweiten Grades bzw. eine symbolische Repräsentation der Angst zu erzeugen. Damit beginnt die Symbolisierungsfähigkeit« (ebd.).

Ein Beispiel soll das illustrieren:

> Ein etwa fünfjähriges Kind fuhr während eines Familienausflugs mit dem Fahrrad einen Abhang hinunter, konnte die Geschwindigkeit nicht beherrschen und stürzte. Der Vater eilte herbei, das Kind schrie entsetzlich und sagte, es habe »ein Loch im Körper« (es gab eine Hautabschürfung am Knie).
>
> Der Vater nimmt das Kind auf den Arm, hält es ganz fest und bildet dadurch eine symbolische Körpergrenze. Er bestätigt die Angst des Kindes mit leicht ironischem Unterton, indem er sagt, dass das Kind wohl denke, durch das Loch könne sein ganzes Körperinneres auslaufen. Er ergänzt aber, dass das nicht so schnell passieren könne und beruhigt es gleichzeitig, weil er sagt, dass gleich zu Hause ein Pflaster zur Stelle sei.
>
> Akzeptanz und Einfühlung einerseits sowie die Korrektur der unrealistischen Affekte durch den eigenen beruhigenden Affekt andererseits lassen das Kind eine Grenze bilden zwischen innerer Angst und äußerer Realität. Es macht sich sozusagen einen Begriff davon, dass die Angst, den Körperinhalt zu verlieren, als Fantasie berechtigt, nicht jedoch in der Realität begründet ist. Weder ein »Stell-dich-nicht-so-an!« (Als-ob-Reaktion) noch eine ebenso große Angst des Vaters (Äquivalenz) hätten dem Kind zu diesem Schritt verholfen.

Dieser Vorgang der Affektregulation und metabolisierenden Symbolisierung war in der frühen Kindheit von Borderline-Patienten defizitär. Sie haben große Probleme zu realisieren, was in ihrem Gegenüber vor sich geht (mangelnde Mentalisierung); sie sind gezwungen, konkretisierend zu agieren (mangelnde Symbolisierung); sie sind unfähig, Fantasie von Realität, Innen von außen zu unterscheiden; sie neigen zur Projektion ihrer eigenen Aggression nach außen, wo sie diese, die Angst letztlich vor den eigenen unbewussten Impulsen abwehrend, bekämpfen. Der früh traumatisierte Patient ist ständig auf der Suche nach einem spiegelnden Objekt. Er kann aber neue Erfahrungen schlecht annehmen, da er gezwungen ist, den dem Trauma entsprechenden Selbstanteil (»fremdes Selbst« [ebd.; vgl. auch traumatisches Introjekt, Hirsch, 2017 (1997)]) zu projizieren bzw. das Fremde durch projektive Identifikation im Anderen herzustellen, sodass er es wieder zerstören muss.

Die Therapie müsste aus einem Raum, einem Spielraum bestehen, in dem eine nachholende Entwicklung von Mentalisierungs- und Symbolisierungsfähigkeiten möglich ist, in dem also in gewisser Weise die Mutter-Kind-Interaktion gelingend wiederholt wird. »Die Aufgabe des Therapeuten weist Parallelen zu jenen der Eltern auf, die einen Rahmen für das Als-ob-Spiel schaffen – in der Therapie allerdings sind es Gedanken und Gefühle, die durch die Schaffung eines solchen Übergangsbereiches zugänglich werden sollen« (Fonagy et al., 2004 [2002], S. 371). Die Übertragung wird aber nicht als solche erkannt – »als-ob« –, sondern: »Der Therapeut *ist* der misshandelnde – mit ›als-ob‹ hat dies in solchen Fällen nichts zu tun« (ebd., S. 372 [kursive Hervorheb. d. A.]). Deutungen helfen nicht; man muss ein Gleichgewicht finden zwischen Bestätigung der und Verständnis für die Affekte des Patienten und ihrer gleichzeitigen Relativierung und Modifizierung durch die Verwendung von Bildern, Metaphern, Geschichten – auch verbunden mit Ironie und mildem Spott. Dadurch gibt man dem Patienten die Möglichkeit, nach und nach zu begreifen, dass sein Erleben aus seinem Inneren kommt und nicht außen ist.

> »Wenn es dem Therapeuten gelingt, eine mentale Nähe zum Patienten aufrechtzuerhalten, ohne sich von dessen ›fremdem Anderen‹ überwältigen zu lassen, kann seine mentalistische elaborative Haltung [bzw. die Identifikation des Patienten mit dieser Haltung; Anm. d. A.] es dem Patienten schließlich ermöglichen, sich selbst als denkendes, fühlendes Wesen in den

> Gedanken und Gefühlen des Therapeuten zu entdecken und dieses Bild in sein Selbstgefühl zu integrieren« (ebd., S. 373).

Wichtig ist auch, sorgfältig auf den Stand der Entwicklung der therapeutischen Beziehung zu achten (Gedo, 1993). Die Patienten sollten so viel Vertrauen entwickelt haben, dass sie die konkretistische Abwehr lockern und mit Worten und Bildern spielen können; sie sollten mit einem Analytiker Erfahrungen gemacht haben, dessen Worte nicht immer wörtlich, sondern metaphorisch oder ironisch zu verstehen sind. Wenn zum Beispiel der Zwang eines Patienten, jeden Tag die Mutter anrufen zu müssen, mit dem Bild eines Suchtmittelabhängigen ausgedrückt wird, um Abhängigkeit und Destruktion deutlich zu machen, was zu realisieren dem Patienten aber Angst macht, kommt prompt die Antwort: »Ich habe aber noch nie was genommen!« Aber die metaphorische Deutung abzulehnen, ist ja auch das Recht des Patienten. Denn das ist der Sinn der metaphorischen Deutung: Das dem Patienten vom Therapeuten angebotene Bild von dem, was der Therapeut im Unbewussten des Patienten vermutet, soll dieser je nach Entwicklungstand aufgreifen und akzeptieren, um sich selbst darin zu erkennen. Wenn er aber zu viel Angst entwickelt, kann er es ablehnen und als auf ihn nicht zutreffend zurückgeben.

Auch auf das Verfremdungsmittel der Ironie oder des leisen Spotts kann der Patient genauso reagieren: Entweder er begreift, erkennt sich darin wieder und kann vielleicht sogar befreiend lachen, oder aber er versteht die Ironie nicht und weist auch den Spott mehr oder weniger empört oder verständnislos kopfschüttend zurück.

Der Äquivalenzmodus des Erlebens macht keinen Unterschied zwischen dem, wie man den Anderen empfindet und dessen Wirklichkeit, was es macht praktisch unmöglich macht, Übertragungen als solche zu erkennen. Der Borderline-Patient muss besonders heftig auf dieser Gleichsetzung bestehen, wenn sein Erleben des Anderen auf der Projektion des eigenen fremden Selbstanteils, den er unbedingt loswerden muss, beruht. Es kommt dann zu einer Konfusion der heftigen Affekte, sowohl was ihren Ursprung bzw. ihre Lokalisation, als auch ihre Qualität betrifft. Besser als in der Einzelbeziehung können in der Gruppe derartig heftige Affekte sowie die Notwendigkeit der Projektion auf das Gegenüber aufgelöst werden.

Martha (vgl. Hirsch, 2008a, S. 48f.) kommt 45 Minuten zu spät in die Gruppensitzung. Sie ist völlig abgehetzt und versucht, sich entschuldigend, längere Erklärungen loszuwerden, die natürlich in den laufenden Prozess überhaupt nicht passen. Ich begrenze sie, und sie ist still. Offenbar kann sie es aber nicht ertragen, keine Aufmerksamkeit zu bekommen, und fängt an, massiv zu provozieren. Als Wiltrud, mit der sie eine lange, rivalisierende Schwesternbeziehung hat, ihr Grenzen aufzeigt (z. B.: »Komm, wir sind hier ganz woanders …«), schreit sie sie aufgeregt an: »Fick dich doch ins Knie!«

Ich begrenze sie streng. Ich sage, sie wisse, dass das hier nicht gehe und eine absolute Grenzüberschreitung sei[10]. Sie verteidigt sich etwas trotzig, das hätte sie von ihren Schülern, das müsse sie sich jeden Tag anhören, das könne man schon einmal ertragen etc. Ich entschließe mich, den Angriff zu unterlaufen und ihn *metabolisierend* zu verwandeln, indem ich sie frage, wie es denn Wiltrud als Frau machen soll, »Sich-ins-Knie-Ficken«, schon für einen Mann könnte ich es mir schwer vorstellen. Da habe ich natürlich die Lacher auf meiner Seite, die Gruppe ist in diesem Lachen vereint, Martha eingeschlossen.

Nun kann ich interpretieren, dass Martha es wohl wegen ihrer Wut, ohnmächtig im Stau zu stehen und auch wegen ihrer Schuldgefühle, zu spät zur Gruppensitzung zu kommen, nicht ertragen kann, dass ihr Zuspätkommen einfach übergangen wird, und dass sie sich deshalb mit untauglichen Mitteln in den Mittelpunkt drängen muss. Das läuft nach dem Äquivalenz-Modus ab: Martha hat das Gefühl, sie müsse beachtet werden, und zwar sofort, und das erlebt sie wie eine sichere Realität, also ist auch die Nicht-Beachtung eine *reale* Zurückweisung.

Mit dem ebenso als völlig berechtigt empfundenen Gefühl »Alle sind gegen mich« konnte Martha ihre aggressiven Provokationen

10 Bei der Schilderung dieses Fallbeispiels im Rahmen des 11. Bonner Symposiums der kbap und der Jahrestagung der DFT, 01.–02.10.2010 (auch auf www.youtube.com) überraschte mich das Gelächter des Publikums an dieser Stelle – ich begriff erst langsam die Doppelbedeutung der Formulierung »das geht hier nicht«; es könnte nämlich sowohl der verbale Angriff als auch sein Inhalt gemeint gewesen sein.

> starten, sie hatte ja nichts zu verlieren, auch ihre Schuldgefühle waren nicht mehr nötig, denn die Anderen lehnten sie so oder so ab. Jetzt richtete sich der Ärger der Gruppe tatsächlich gegen sie, denn ihre Wut und ihre Schuldgefühle hatte sie durch projektive Identifikation an die Gruppe delegiert (der Ärger war draußen, die Schuldvorwürfe kamen auch von draußen, allerdings nicht so stark, wie sie es wohl erwartet hatte, deshalb musste sie ja weiter provozieren) und sie war entlastet.
>
> Meine Intervention verstehe ich als spontanes Modifizieren des Spiels (Dornes, 2004, S. 185): Aus Marthas affektgeladener, grenzüberschreitender Metapher habe ich – ironischerweise zur Abwechslung *desymbolisierend* – konkretisierend den Affekt entschärft, ihn aus dem Angriff gegen Wiltrud herausgenommen, denn dieser war wohl eine Verschiebung von mir auf Wiltrud, weil ich in Marthas Empfinden die ganze Gruppe hätte stoppen sollen, damit Martha Aufmerksamkeit bekommt, und ich wäre auch derjenige gewesen, der ihr in ihrer Erwartung Vorwürfe wegen des Zuspätkommens gemacht hätte. In diesem Fall bewirkte das Lachen ein Gruppengefühl von Gemeinsamkeit, und wie so oft wirkte es Über-Ich-entlastend.

An sich kann Lachen ganz verschiedene Qualitäten und also auch verschiedene Wirkungen haben; es kann Menschen sowohl trennen als auch verbinden. Lachen im Sinne von Auslachen kann sein Opfer isolieren, insbesondere wenn sein Unbewusstes demaskiert wird (Grotjahn, 1974 [1957], S. 155), es erfolgt dann eine Beschämung, geradezu ein Ausschluss aus der Gruppe im Sinne eines Sündenbockmechanismus. An dieser Stelle mag der Hinweis stehen, dass man bei der Verwendung von Ironie und leisem Spott im interaktionellen Spielraum auf jeden Fall eine Beschämung des Patienten vermeiden muss. Wenn solche Verletzungen vorkommen, auch durch massive oder obszöne Angriffe von Gruppenmitgliedern untereinander, wie in Marthas Fall, muss der Gruppenleiter Grenzen setzend einschreiten. Andererseits kann es vorkommen, dass auch der Gruppentherapeut von seiner abgehobenen Position gemeinschaftsbildend in die Gruppe einbezogen wird, wenn er Anlass zu allgemeinem Gelächter bietet, wie es Grotjahn (ebd.) passiert ist. Grotjahn berichtet:

> »Als ich in einer Gruppe sagen wollte: ›Ich kann nicht jedermanns Freund sein‹, sagte ich stattdessen: ›Ich kann nicht jedermanns *Freud* sein.‹ Dieser Lapsus wurde mit dröhnendem Gelächter quittiert; die Gruppe hatte mich bei dem unfreiwilligen Eingeständnis eines leicht größenwahnsinnigen Ehrgeizes ertappt« (ebd. [kursive Hervorheb. im Orig.]).

Grotjahn sagte einmal: »In einer Gruppe, in der nicht gelacht wird, stimmt irgendetwas nicht« (1979 [1977], S. 216). Lachen wäre also ein Zeichen für eine vorhandene Gruppenkohäsion, aber ein befreiendes Lachen kann diese auch erst herstellen. Natürlich ist hier keine Lach-Therapie gemeint, sondern Lachen als spontane Äußerung in einer bestimmten Situation. »Eine Therapie ist nichts zum Lachen, aber sie ist auch keine Klagemauer. Lachen ist in der Therapie ebenso willkommen wie jedes andere Zeichen von Spontaneität, Stärke, Problembewältigung und Freiheit« (Grotjahn, 1974 [1957], S. 156).

Um an das Wesen des Humors zu erinnern: Humor bedeutet, das Unvermeidliche oder Unveränderbare anzuerkennen und *gleichzeitig* mitzuteilen, dass man es bedauert oder etwas dagegen hat. In der Psychotherapie hat man ja immer mit dem Negativen, mit Leiden, Traumata und anderen destruktiven Erfahrungen und ihren Verinnerlichungen zu tun. Ist man in der Gruppenpsychotherapie anderer Meinung als das Gruppenmitglied, um das es gerade geht, kann man mithilfe des Humors seine Meinung rechtfertigen, ohne sein Gegenüber zwingen zu müssen, sie anzuerkennen. Die Beziehung hat weiterhin Bestand und jeder bleibt im eigenen Recht; der Humor bekommt etwas Verbindliches, Verbindendes.

Ein Beispiel dafür habe ich auch in einem Brief Freuds (2010) an seine älteste Tochter Mathilde gefunden, der mit ihrem Verlobten gar nicht einverstanden war und vor allem damit nicht, dass sie sich im Alter von 20 Jahren schon binden wollte. Freud schreibt deutlich seine Meinung, respektiert aber gleichzeitig den Wunsch und damit die Eigenständigkeit seiner Tochter:

> »Im Ganzen, weißt Du ja, eilt es mir nicht, Dich vor 24 J. unter der Haube zu wissen u Du wirst, hoffe ich, auch noch Anderen gefallen. Schließe aber nicht daraus, daß ich schon etwas gegen R. H. [den Verlobten Robert Hollitscher; Anm. d. A.] habe, außerhalb des natürlichsten Vorurteils, versteht

> sich. Ich hatte immer erwartet, daß Dich ein netter Schüler u Anhänger als Andenken mitnehmen würde« (ebd., S. 57).

Freud macht also aus seinem Wunsch, die Tochter noch zu behalten, keinen Hehl, und wenn sie schon heiraten will, sollte sie am besten einen seiner Schüler nehmen und dadurch noch mit ihm verbunden bleiben. Andererseits habe er nichts gegen den Verlobten – das muss man ihm nicht vollständig abnehmen –, während der Ausdruck »natürlichstes Vorurteil«, mit dem er seine väterliche Eifersucht bezeichnet, von beträchtlicher Selbstironie zeugt.

Eine andere Gruppensituation soll illustrieren, wie Humor und gemeinsames Lachen eine Angst machende Konfrontation mit einer existenziell bedrohlichen Wahrheit sowohl weiter gelten lässt, also nicht bagatellisiert, als sie auch erträglich bleiben lässt, sodass die Patientin sie überhaupt an sich heranlassen kann.

> Sabine studierte Biologie und züchtete für ihre Diplomarbeit Schnecken; inzwischen liebte sie Schnecken und war eine Expertin auf dem Gebiet der Schneckenbiologie (Limakologie).
>
> Sie kommt viel zu spät zu einer Gruppensitzung. Sie sei im Labor aufgehalten worden, ihre Schnecken seien fast gestorben. Erst habe sie nicht gewusst, warum, dann habe sie entdeckt, dass die Schnecken im Aquarium eine gewisse Wasserströmung brauchten. Als sie das entsprechend eingerichtet hatte, erholten sich die Schnecken. Sabine sagt: »Sie sind nicht gestorben, sondern wieder auf die Füße gefallen.« Sie erntet natürlich Heiterkeit in der Gruppe: Schnecken, die auf die Füße fallen.
>
> Später berichtet Verena mit ziemlicher Scham von ihrem aussichtslosen Studium. Sie ist jetzt 28 Jahre alt, hat acht Jahre studiert, »ohne zu studieren«, ihr habituelles charmantes Lächeln, weswegen man ihr nie böse sein konnte, schon gar nicht ihre männlichen Dozenten und ich als ihr Therapeut, erstirbt. Ihre Situation ist existenziell bedrohlich, im Grunde hat sie keine Aussicht, das Studium jemals abzuschließen. Die Gruppe konfrontiert sie immer konsequenter und erliegt nicht ihrem bis dahin lächelnden Charme. Verena bricht in Tränen aus, und ich sage, offenbar um die Sicht der Gruppe sowohl zu

unterstützen als auch die Bedrohung zu mildern: Sie müsste wohl erst einmal auf die Schnauze fallen, bevor sie auf die Füße fallen könne. Die Gruppe lacht, denn man stellt sich irgendwie die nicht vorhandenen Füße von Sabines Schnecken in Verbindung mit Verenas Unglück vor. Es ist klar, dass Verenas Lebenslauf in den letzten zehn Jahren wirklich schneckenartig verlaufen ist. Die Bedrohung ist für sie erst einmal abgemildert. Einerseits bleibt die Realität ihrer Situation erhalten, die Gruppe hatte recht, andererseits muss sie sich nicht völlig zerstört fühlen. Zwar muss sie die Konfrontation als berechtigt anerkennen, aber sie muss sich nicht von der Gruppe ausgeschlossen fühlen.

Jetzt folgen Beispiele zur Verwendung milden Spotts in der Therapie, um den Patienten mit mehr oder weniger unbewussten, jedenfalls unangenehmen Eigenschaften oder Verhaltensweisen zu konfrontieren.

Eine 25-jährige Medizinstudentin befand sich in einer Phase ziemlich negativer Vater-Übertragung, sodass sie vor den Sitzungen beträchtliche Angst hatte. Sie brachte eine große Flasche Mineralwasser mit in die Sitzung und nahm erst einmal einen großen Schluck, offenbar um ihre Nervosität zu mindern.

Ich sage: »Man muss gar nicht so viel trinken, der menschliche Organismus ist so beschaffen, dass er durchaus einmal 50 Minuten ohne Flüssigkeitszufuhr aushalten kann.« Die Patientin entgegnet: »Das haben wir aber so gelernt, man muss viel trinken, über den ganzen Tag verteilt!« Ich sage mit deutlich spöttischem Unterton: »Das ist alles nur eine Manipulation der Getränkeindustrie, da steckt die Wirtschaft dahinter, das ist wissenschaftlich überhaupt nicht belegt!« »Aber alle Menschen trinken doch viel, in den Vorlesungen haben alle eine Flasche dabei!« Ich sage: »Dann folgen eben alle wie die Lemminge der Propaganda der Industrie und kaufen das teure Mineralwasser!« Da schreit sie mich an: »Sie können mir doch nicht das Trinken verbieten! Was haben Sie denn gegen mich! Sie sind ja genau wie mein Vater!«

Wenn man als Therapeut in solchen Fällen Schuldgefühle entwickelt, zu aggressiv gewesen zu sein, denke man an Gerhard Roth (2001), der gesagt hat, nach dem fünften Lebensjahr sei sowieso alles neuronal gebahnt, und Veränderungen könne man nur in Verbindung mit heftigen Affekten erwarten.

Eine Gruppensituation, in der ich leicht spöttisch mit der Angst der Patientin spielte, betrifft wieder Martha. Sie sagt:

> »Jetzt habe ich wieder eine neue Angst, die Stelle nicht zu kriegen, ich habe von der Bezirksregierung noch nichts gehört.« Ich entgegne: »Man kann doch gar nichts wissen, nichts ist sicher auf der Welt. Niemand kann sich seiner Beziehungen sicher sein. Ehen werden geschieden, es gibt Todesfälle, Kinder können in ihren Familien nicht sicher davor sein, dass die Eltern sich trennen, nichts ist sicher!« Martha sagt: »Soll ich jetzt was in die Wege leiten, soll ich was tun?« Ich sage scheinbar streng: »Ja, Ihre Hausaufgaben machen, endlich ein polizeiliches Führungszeugnis besorgen, damit sie sich überhaupt bewerben können! Wie vor einer Hochzeit: Alles organisieren, vorbereiten und in die Wege leiten und denken, hoffentlich springt der Bräutigam nicht ab! Ihre Angst ist wie die Angst der Hypochonder, Krebs zu haben. Als hätten Sie es nicht verdient, ein gutes Leben zu führen und die Stelle zu bekommen. Als ob das Schicksal nur Böses mit Ihnen im Sinn hätte!« Das wirkt auf Martha, und sichtlich beruhigt und zuversichtlich sagt sie: »Hoffentlich habe ich am zweiten September die Urkunde in der Hand.«
>
> Hier »spiele ich mit der Realität« (vgl. Fonagy & Target, 2001 [2000]). Marthas Angst, die Stelle nicht zu bekommen, ist sozusagen eine hypochondrische, das heißt die Angst, die Stelle *tatsächlich* zu bekommen: einerseits auf die Stelle festgelegt zu sein, aber andererseits in ihr zu versagen und dann ein Niemand zu sein, also eine Identitätsangst. Ich hebe die Angst ins Allgemeine, indem ich eine allgemein menschliche Angst, sich auf nichts, auf keine Beziehungen und Bindungen, auf keine Institutionen letztlich wirklich verlassen zu können, beschreibe – und dagegen nichts tun zu können. Wenn Martha ängstlich fragt, ob sie etwas tun könne, liegt in meiner Antwort eine gehörige Portion ironischen Spotts: Scheinbar auf der Realitätsebene könne sie sich ein Identitätszeugnis besorgen, als ob

das Sicherheit geben würde. Die Angst vor dem Identitätsschritt (in die erste richtige Arbeitsstelle) wird metaphorisch gleichgesetzt mit einer Hochzeit, die ein ebensolcher Schritt in eine neue Identität ist. In der hypochondrischen Angst ist ja auch eine Art Hoffnung enthalten, wirklich krank zu sein, denn dann müsste man den Identitätsschritt nicht tun, hätte keine Verantwortung und könnte sich fallen und behandeln lassen.

Dieses Spiel in der Gruppe mit Metaphern, mit ironisch-spöttischer Verfremdung, mit der Anerkennung der Angst und deren gleichzeitiger Relativierung beruhigt Martha, als fühlte sie sich in die Gemeinschaft der Menschen wieder aufgenommen und müsste nicht eine monströse Versagerin sein.

Ein anderes Beispiel für die Verwendung von gutmütigem Spott:

Eine Patientin, deren Kindheitserfahrungen wirklich traumatisch waren, spricht während der ganzen Einzelsitzung über ihre langjährigen, überwältigenden Schuldgefühle. Gegen Ende der Sitzung bitte ich sie um eine Verschiebung ihres nächsten Termins. Sie will sich den neuen Termin auf einer für die Tränen bereitliegenden Papierserviette notieren, ich reiche ihr den ebenfalls daliegenden Rezeptblock hinüber. Die Patientin schreibt sich den neuen Termin auf, reißt ein Blatt vom Block ab und fragt: »Ist das okay, dass ich das so abreiße?« Darauf antworte ich mit gespielt grimmiger Miene: »Das ist überhaupt nicht in Ordnung, Sie machen sich schuldig, Ihretwegen muss wieder ein Baum gefällt werden, um die Unmassen von unnötig beschriebenem Papier herzustellen, Sie verschwenden unsere knappen Ressourcen!« Die Patientin sieht mich verdutzt an, begreift und lacht; sie hat wohl verstanden, dass ich sie mag und akzeptiere, nur ihre übermäßigen Schuldgefühle sollten doch im weiteren Verlauf, bitte schön, geringer werden.

Ich habe mich verhalten, wie eine Mutter, die dem Kleinkind gleichzeitig mitteilt, dass es seinen Affekt versteht, der aber doch unrealistisch übertrieben ist. Eigentlich habe ich mich wie eine Mutter benommen, die das Schuldgefühl und die Ängstlichkeit des Kindes durch Ironie sowohl benannt, als auch gemildert hat.

Schlussbemerkung

Der Traum stellt etwas Unbewusstes verfremdet dar, wir erinnern uns vielleicht an ihn und bekommen so Nachrichten aus dem Unbewussten, deren Bedeutung aber erst einmal verborgen bleibt. Man kann auch sagen, der Traum versucht, etwas zu bewältigen, vor dem er uns gleichzeitig gnädig beschützen will.

Die zeitgenössische Psychoanalyse arbeitet nicht mehr mit »korrekten Deutungen zum richtigen Zeitpunkt« – jedenfalls nicht in Fällen schwerer gestörter Patienten und auch nicht in der Kindertherapie –, sondern mit Metaphern und mit Bildern, mit denen man insofern gemeinsam mit dem Patienten spielt, als man sie ihm anbietet und ihm dabei die Freiheit lässt, sie aufzunehmen, mit ihnen gedanklich zu spielen und sie weiterzuentwickeln, oder aber sie als nicht zutreffend abzulehnen, wenn die transportierten Inhalte noch zu viel Angst oder Scham erzeugen würden (vgl. Hirsch, 2004a).

Ein drittes Mittel der förderlichen Verfremdung innerhalb des therapeutischen Spiels ist die Verwendung von Ironie und Spott, um das im Patienten enthaltene Negative sowohl zu benennen als auch so abzumildern, dass er es ertragen kann und die Beziehung nicht zerstört wird. Die Analogie zur Symbolisierung und Mentalisierung in der Mutter-Kind-Beziehung liegt auf der Hand, und Fonagy (Fonagy et al., 2004 [2002]) spricht ja ausdrücklich vom Mittel der Ironie auch dort.

Natürlich wird man nicht in jedem Moment des therapeutischen Prozesses Witze und ironische Bemerkungen machen oder – wenn auch – gutmütigen Spott anwenden. Es kommt dabei auf den Stand der Entwicklung des Patienten und der therapeutischen Beziehung an; man muss immer sehen, was und wie man etwas einbringt, nachdem man intuitiv erfasst hat, ob der Patient es auch konstruktiv verwenden wird oder ob man ihm vielleicht damit schadet. Und die Beteiligten müssen »Humor haben«, wie man so schön sagt.

Vielleicht kann man in Abwandlung von Winnicotts (1979 [1971b]) Annahme der Notwendigkeit für Patient und Therapeut, spielen zu können, sagen, dass der Patient, der keinen Humor hat, ihn in der Therapie erwerben soll, und dass der Therapeut seinen Beruf verfehlt hat, wenn er keinen Humor hat.

Ich will schließen mit einem Zitat aus Grotjahns Buch *Vom Sinn des Lachens* (1974 [1957]):

> »Alles, was wir lachend tun, hilft uns, menschlich zu sein. Lachen ist eine wichtige und ausschließlich menschliche Verständigungsweise. Mit Lachen kann eine unendliche Vielfalt von Emotionen ausgedrückt werden. Lachen basiert auf schuldfreier Freisetzung von Aggression. Jede solche Freisetzung macht uns wohl etwas besser und fähiger, uns selbst, unsere Mitmenschen und das Leben gut zu verstehen. Was wir lachend lernen, lernen wir gut. Lachen befreit und Freiheit bringt Lachen. Wer das Komische versteht, beginnt etwas von der Menschheit zu verstehen und von ihrem Kampf um Freiheit und Glück« (ebd., S. 11).

Gruppenpsychotherapie

Traumatisierte Patienten in der Gruppenpsychotherapie[11]

Von traumatisierten Patienten zu sprechen, ist in den letzten Jahren zu einer Selbstverständlichkeit geworden, die bereits wiederum fragwürdig ist. Einerseits ist 100 Jahre nach dem Verwerfen der gerade erst entwickelten *Verführungstheorie* durch Freud (1896c) die Persönlichkeit zerstörende Wirkung auf das sich entwickelnde Kind durch die traumatische Einwirkung realer wichtiger Bezugspersonen wie der Eltern allgemein anerkannt worden, zum Beispiel durch Kernberg (1997) in seinem Vortrag »Persönlichkeitsentwicklung und Trauma« anlässlich der 47. Lindauer Therapiewochen am 13.4.1997 in Lindau am Bodensee (vgl. auch Kernberg, 1999). Sozusagen von höchster Stelle wird damit bestätigt, dass an der Wurzel der Genese von Persönlichkeitsstörungen nicht das konstitutionell erhöhte Ausmaß an Aggressivität, sondern die traumatische Einwirkung innerhalb der für das Kind lebensnotwendigen Beziehungen steht, womit auch der späte Ferenczi (besonders 1964 [1933]) rehabilitiert ist.

Andererseits hat der Traumabegriff inzwischen bereits inflationäre Züge angenommen mit der Gefahr der kurzschlussartigen Erklärung von höchst komplizierten, im Patienten vorgehenden bzw. seine psychische Abwehraktivität darstellenden Prozessen der Internalisierung von Gewalt, von Spaltungs- und Introjektionsmechanismen sowie der Identifikation mit dem Aggressor (auf die ich noch zurückkommen werde). War man früher geneigt zu übersehen, was dem Kind angetan worden war, wird mit der Diagnose »Traumatisierung« zu wenig berücksichtigt, was das Kind, der

11 Leicht veränderte Fassung von Hirsch, M. (2005). Der traumatisierte Patient in der Gruppenpsychotherapie. *Jahrb. Gruppenanal., Band 10*, 59–72.

Patient, daraus gemacht hat. Jedenfalls im Umkreis der »Neuen Traumatherapien«, die langjährige familiäre Beziehungstraumata konzeptionell fassen, als wären es Eisenbahnunfälle oder Flugzeugentführungen, als wären sie nur als Ergebnis traumatischer Reizüberflutung zu verstehen, als läge nicht ihr Wesen im Verrat eines elterlichen Sorgeversprechens, in der brutalen Umdefinition einer vom Kind legitim zu erwartenden Elternliebe sowie in der nachfolgenden Identifikation mit den Vorstellungen des Aggressors, nämlich nichts wert zu sein, es verdient zu haben, schuldig zu sein, sodass die existenzielle Trennungsbedrohung, nämlich den Vater zu verlieren, wenn seine Schuld als solche erkannt würde, gemildert wird. Also wird es hier um familiäre Beziehungstraumata gehen, deren Opfer im Prinzip mit den Patienten identisch sind, die wir als Borderline- oder narzisstische Persönlichkeitsstörungen kennen.

Wer meint, diese Patienten müssten stets geschont und gehalten werden, um sie vor Retraumatisierung zu schützen, wird die Notwendigkeit der Wiederbelebung und der damit möglichen Metabolisierung der traumatischen Beziehung im Übertragungs-Gegenübertragungsgeschehen übersehen und sie in ihrer Opfer-Identität fixieren. Wer meint, schwer gestörte Patienten – um sie so zu nennen – seien besser in der Einzeltherapie aufgehoben, in welcher der Therapeut zeitweise Aggressor in der Übertragung und gleichzeitig Zeuge und Beschützer sein muss, wird sie um die in der Gruppe so viel größeren Möglichkeiten sowohl der Externalisierung der Gewalt und des Wiederbelebens der traumatischen Beziehung als auch um die viel bessere Unterstützung, die Wiederbelebung durchzustehen, bringen.

Dem Gedanken, die Borderline- und auch die narzisstische Persönlichkeitsstörung seien als frühe, also dyadische Störungen am besten in der Einzeltherapie zu behandeln, kann ich nicht zustimmen, denn es sind eher Störungen bei dem Versuch, aus der dyadischen Beziehung *herauszukommen* (Wiederannäherungsphase; vgl. Masterson & Rinsley, 1975), also Störungen der Individuation. Ganz schematisch kann man annehmen, dass vorwiegend die Mütter sowohl deprivierend waren als auch das Kind für sich beanspruchten, dass sie also dem Kind nicht das geben konnten, was es brauchte, und es stattdessen für die eigenen Bedürfnisse verwendeten, während die Väter in der Regel abwesend waren. Die Gruppe stellt eine Situation der Triangulierung dar, und schließlich finden Sozialisation und Individuation in Familiengruppen statt. Deshalb wurde einmal gesagt, die Gruppenpsychotherapie sei ein »first-rate-training« (Horwitz, 1977, S. 410) für Borderline-Patienten. Gespaltene Persönlichkeitsanteile finden ihre Entsprechung in den verschiedenen Teilnehmern der Gruppe, ebenso wie gespaltene Teilobjekte, die auf verschiedene Teilnehmer projiziert werden, die entsprechende Rollen übernehmen werden; es kann eine Externalisierung stattfinden, ohne dass die Beziehung bedroht oder zerstört würde.

Psychotherapie traumatisierter Patienten bedeutet immer eine Trennungs- und damit Trauerarbeit; eine Trennung vom traumatischen Introjekt und den ihm entsprechenden aktuellen Beziehungen (oft auch noch von den real existierenden Eltern). Ein allgemeines Ziel der Therapie wäre die Trennung von der perpetuierenden Opfer-Identität und der Aufbruch in eine nun selbst bestimmte Nicht-Opfer-Identität. Gruppenpsychotherapie kann man als intensive Form einer Identitätstherapie betrachten, und schwer gestörte Patienten leiden immer an der Fragilität ihres Ich- oder Identitätsgefühls. Im Zusammenhang mit dem Traumathema liegt ein Therapiekonzept nahe, in dessen Zentrum die Förderung der Entwicklung des Patienten von einer Opfer-Identität hin zu einer größeren Autonomie und Selbstbestimmung, also zu einer Nicht-Opfer-Identität, liegt.

Hier findet sich ein merkwürdiges Paradox, und zwar sowohl in gesellschaftlicher als auch in individueller Hinsicht: In Zeiten erhöhter gesellschaftlicher Identitätsanforderungen (Schwächung gesellschaftlicher Konventionen und Regeln sozialen Verhaltens, weniger gesicherte Identitätsvorbilder zum Beispiel im sexuellen und beruflichen Bereich) herrscht ein Trend der Individualisierung und der Machbarkeit vor, sodass gerade die Gruppenpsychotherapie, die doch *die* Indikation für Identitätskonflikte und -defizite darstellt, längst nicht (mehr) die Bedeutung hat, die ihr zukäme (Hirsch, 2004b).

Ein anderes Paradox hat Leonard Horwitz (1977, S. 403) bemerkt: Borderline-Patienten seien für die Gruppe eigentlich ungeeignet, da sie eine geringe Toleranz für unangenehme Affekte hätten und auch Probleme, sich mit Anderen verbunden zu fühlen und ihre Feindseligkeit und paranoiden Ängste zu kontrollieren. Horwitz (ebd.) fragt, warum man sie denn dann in die Gruppe aufnehmen solle. Paradoxerweise deshalb, weil *die* Eigenschaften und Defekte, die den Borderline-Patienten zu einem problematischen Gruppenmitglied machen, genau diejenigen sind, die in der Gruppe am besten behandelt werden können: »Eine unangemessene Haltung, Egozentrismus, soziale Isolation und Rückzug sowie sozial deviantes Verhalten« (Horwitz, 1987, S. 248 [Übers. d. A.]).

Durch zwei Phänomene ist die Gruppenpsychotherapie im Vergleich zur Einzeltherapie als Identitätstherapie wirkungsvoller: Zum einen ist die Konfrontation mit dem So-Sein des Patienten in der Gruppe direkter und affektiver möglich, als sie ein sich natürlich in asymmetrischer Position befindender Therapeut je wagen könnte. Darüber hinaus wird jedes Erleben des So-Seins durch die anderen Gruppenmitglieder relativiert und aufgefangen durch das jeweils differente Erleben der vielen anderen Beteiligten. Zum anderen gibt es vielfältige Identifikationsmöglichkeiten, natürlich weil mehrere Personen anwesend sind, besonders aber, weil sich die Gruppenmitglieder in ihren Eigenschaften, ihren Erfahrungen und ihrem Umgang mit dem Gelingen oder Scheitern in der Lösung von zentralen Konflikten oder Problemen (z. B. Eingehen und Gestalten von Beziehungen oder Trennungen) im Gegensatz zum Therapeuten viel offener zeigen.

Indikation und Zusammensetzung der Gruppe

Bei der Zusammensetzung der Gruppe ist darauf zu achten, dass der Patient »die Gruppe aushalten kann« (Horwitz, 1977, S. 403 [Übers. d. A.]), und natürlich auch, dass die Gruppe den Patienten aushalten kann. Neben der Diagnose mit der Einschätzung der Frustrationstoleranz, Impulskontrolle und Verlässlichkeit ist die Vorstellung des Therapeuten relevant, die er in den Vorgesprächen gewinnt, wie gut ein neuer Patient in eine bestimmte Gruppe passen wird, das heißt, in welcher Gruppe er sich am besten verständigen können wird und am besten verstanden wird, auch in welcher Gruppe sich jemand befindet, der ihm ähnlich ist. Wenn der Patient zu einer Art Minderheit (z. B. zu einer besonderen ethnischen Gruppe) gehört, eine besondere geschlechtliche Identität hat oder besondere Verhaltenssymptome (z. B. sexuelle Abweichungen) zeigt, aber auch, wenn er durch besondere Traumata geschädigt ist, sollte sich mindestens ein weiterer Patient mit dem entsprechenden Hintergrund in der Gruppe befinden. Der Psychoanalytiker Franz Heigl soll einmal über die Zusammensetzung der therapeutischen Gruppe gesagt haben: »So homogen wie nötig, so heterogen wie möglich.«

Die Gruppe als Container

Im Mittelpunkt der Therapie traumatisierter Patienten steht die Entwicklung bzw. Wiedergewinnung der Symbolisierungsfähigkeit (vgl. Hirsch, 2004a, S. 117f.). Fonagy und Target (2001 [2000]) haben minutiös herausgearbeitet, wie eine erste Symbolisierung der den Säugling zu überschwemmen drohenden Affekte im Containing durch die Mutter stattfindet. Die Mutter moduliert die Affekte des Säuglings und vermittelt ihm die Erfahrung, dass unaushaltbar erscheinende Zustände durch etwas Symbolhaftes und dadurch Aushaltbares ersetzt werden können.

Genau das geschieht in der Therapie traumatisierter Patienten, deren Symbolisierungsfähigkeit weitgehend zerstört wurde, und zwar in besonders wirkungsvoller Weise in der analytischen Gruppenpsychotherapie, denn hier werden Erfahrungen und Vorstellungen, die entweder vom Affekt abgetrennt werden mussten oder aber mit inadäquatem Affekt verbunden wurden, von den Gruppenmitgliedern empathisch als berechtigt bestätigt, aber dennoch von allen Seiten beleuchtet und vielfältig modifiziert zurückgegeben – zur Neuidentifikation einladend (vgl. auch Hirsch, 2008c). Gruppenmoral und Gruppenkohäsion, also das Funktionieren der Gruppengrenzen, sind ein wertvolles Medium, das für sich genommen bereits therapeutisch wirkt (Mattke & Eckert, 2002) – ich würde sagen: das den Container bildet.

Anscheinend ist der Gedanke, dass die Gruppe als ganze wie ein Container im Sinne Bions (1990 [1962]) wirkt, nicht sehr weit verbreitet. Dankwart Mattke und Jochen Eckert (2002) sprechen zwar von *containing* von Aggressionen (ebd., S. 286), die nicht ausufern sollten, meinen aber die Container-Funktion *des Therapeuten* (ebd., S. 288); es bestünde also die Gefahr des Überschreitens der Kapazität des Therapeuten, wenn der Gruppe zu viele Borderline-Patienten angehörten. Das *containing* im Bion'schen Sinne (vgl. Fonagy & Target, 2001 [2000]) geht aber weit darüber hinaus und beschreibt einen Raum der Metabolisierung von archaischen Affekten und ihrer Symbolisierung: Affekten wie Angst vor

Nähe, Angst vor Verschlungen-Werden, Angst vor Verfolgung und Beeinträchtigung, aber auch primitive Aggressionen, die im Containing der Gruppe modifiziert werden sollen.

Oft ist das emotionale Erleben eines traumatisierten Patienten völlig blockiert, die Affekte sind abgespalten (nicht nur verleugnet, sondern ausgeschlossen, exkludiert) und den erinnerten, furchtbaren, traumatischen Erlebnissen in keiner Weise angemessen, die ohne affektive Regung mit tonloser Stimme vorgetragen werden. Dann wird ein erster Schritt der Integration der traumatischen Affekte deren Erleben durch ein *anderes* Gruppenmitglied sein (Resonanzphänomen), welches das Grauen, die Wut und die Scham anstelle des berichtenden Patienten erlebt und affektiv ausdrückt, lange bevor dieser dazu in der Lage ist. Die Affekte werden benannt, gegebenenfalls umbenannt und bieten dadurch eine wertvolle Identifikationsmöglichkeit mit einem modifizierten Spiegelbild der eigenen verborgenen Anteile. Empathie und Solidarität der Gruppe ermöglichen es dem Patienten dann bald, von den erinnerten traumatischen Szenen zu berichten. Die Gruppe wird die Gewaltverhältnisse benennen, die Realität des Geschehens bestätigen, einzelne Gruppenmitglieder werden ähnliche Erfahrungen einbringen, was Ich-stützend wirkt und zu einer ersten Verminderung der Schuld- und Schamgefühle führt; das Gefühl der Stigmatisierung, des »Anders-Seins« wird gemildert. Auch dürften erste Identifikationen mit gesunden Ich-Anteilen anderer Gruppenmitglieder, die nicht einer Opfer-Identität entsprechen, möglich sein.

Ein Beispiel für das sogenannte Resonanzphänomen:

> Wendy, eine Künstlerin, erzählt mit ermüdender Stimmfärbung von ihrer Malerei. Bald habe sie kein Geld mehr, neben der Malerei könne sie nur für maximal drei Tage in der Woche jobben. Die Malerei sei sehr kraftraubend, daneben könne sie nicht irgendeinen Job übernehmen. Sie male nur abstrakt, sehr ernsthaft, idealistisch, sie möchte nichts anderes malen. Sie müsste sich aufgeben, um ihre Kunst verkaufen zu können. Sie sagt: »Für 1.000 Euro vielleicht, doch höchstens Portraits und Blumen.« Sie möchte nichts Konkretes darstellen in ihren Bildern.
>
> Diemuth versucht zu verstehen: »Du willst nichts von dir selbst in den Bildern zeigen?«

Wendy sagt, das könne sein, in ihren Bildern erkenne man manchmal erst viel später etwas Gegenständliches. Als Kind sei ihr gesagt worden: »Würdest du doch Menschen so lieben wie Bilder.« Als Jugendliche habe sie sich mit den Anderen, die sich amüsierten, gelangweilt. Sie habe sich gefragt, was mit ihr los sei. Sie habe immer viel gezeichnet und sei so schließlich zur Kunst gekommen, da fühlte sie sich erstmals richtig gut und hatte gefunden, was ihr im Leben wichtig ist. Künstlerin zu werden war nicht der Vorsatz, das habe sich entwickelt.

Maike fühlt sich, je länger sie zuhört, immer schlechter. [Wendy teilt offenbar jenseits der Worte etwas von ihrer transgenerational vermittelten (sie ist ein Opfer von Nazi-Verfolgung in der zweiten Generation), endlosen Einsamkeit mit, auf die einige Gruppenmitglieder mit Affekten reagieren.]

Mathilda sagt, ihr gehe es genauso, und muss weinen. [Das sind eigentlich Wendys Tränen, die sie selbst noch nicht weinen kann.]

Maike driftet gedanklich immer mehr ab. Sie hat Angst, ihr Leben nicht in den Griff zu bekommen, Existenzangst. Eigentlich habe sie keinen Mut zum Selbstmord, sei aber verzweifelt, weil sie noch so lange aushalten müsse, bis ihr Sohn David, sie nicht mehr brauche. »Alles ist eine Qual«, sagt sie unter Tränen.

Nicht nur die Übernahme eines verschütteten »richtigen« Affekts durch die Gruppenmitglieder kann vorkommen, sondern auch die Korrektur eines »falschen«, zum Beispiel eines Traueraffekts:

Einmal berichtet Charlotte unter Tränen vom Tod ihrer Mutter einige Tage zuvor. Ich habe das Gegenübertragungsgefühl, die Tränen der Patientin seien »Krokodilstränen«, ebenso unecht wie konventionell, und der wirkliche Trennungsaffekt sei ein ganz anderer. Natürlich stellt man in einem solchen Trauerfall erst einmal die Reaktion der Hinterbliebenden nicht infrage, der Einzeltherapeut müsste sozusagen taktvoll bleiben.

Die Gruppe aber reagiert assoziativ und erzeugt nach und nach eine Wahrheit, die nicht einmal verletzend ist und angenommen werden kann. In dieser Gruppensituation denkt Maria an den Tod ihrer

Großmutter und ihr Gefühl von Einsamkeit. Andrea fragt, ob Charlotte die Mutter noch einmal hatte sehen wollen, was diese verneint. Sie habe in gewisser Weise schon lange keine Mutter mehr gehabt (was meinem Gegenübertragungsgefühl schon eher entspricht), die Mutter habe verfügt, anonym bestattet zu werden.

An diesem Detail entspinnt sich nun eine lange Gruppendiskussion über die notwendige, aber von manchen Verstorbenen verweigerte Trennungsauseinandersetzung bzw. Versöhnungsnotwendigkeit, sodass Charlotte schließlich ein realistischeres Bild der Mutterbeziehung und auch ihre Reaktion auf den Tod mitteilen kann: Leere, Desillusionierung und Resignation, aber keine wirklichen Trauergefühle.

Triangulierung

Die Täter-Opfer-Situation ist *immer* dyadisch und natürlich bedrohlich, und ein rettender, triangulierender Dritter ist in der Regel nicht anwesend. Jede therapeutische Gruppe ist eine triangulierende Konstellation, die Triade *Teilnehmer – gesamte Gruppe – Gruppenleiter* ist als Prinzip immer wirksam, hinzu kommen die Beziehungen der einzelnen Gruppenmitglieder untereinander und Untergruppenbildungen. In der Gruppe wird eine zu bedrohliche dyadische Dynamik ständig relativiert.

Wenn die ganze Gruppe als verschlingend einheitlich erlebt wird oder sich gegen einen »Sündenbock« verschworen hat, wird der Therapeut auf der Seite des »Opfers« sein; er wird dazwischentreten, insbesondere wird er wissen, dass die Aggression, die den Sündenbock trifft, im Grunde eine verschobene Aggression ist, die eigentlich ihm selbst, dem Therapeuten, gilt, den man als Vaterautorität (als solche wird auch die Therapeutin erlebt) jedoch nicht angreifen kann. Die Aufgabe besteht dann darin, die Aggressionen auf sich zu ziehen, die aggressive Auseinandersetzung zu initiieren bzw. zu ermöglichen. Wenn zwei Teilnehmer (bzw. zwei Untergruppen) aneinandergeraten, werden andere Gruppenmitglieder oder der Therapeut den dritten Punkt des Dreiecks bilden. Es geht aber keineswegs immer nur um offene Aggressionen, denkbar sind viele sozusagen missbräuchliche Konstellationen (z. B. falsches Mitleid, allzu konformer Meinung sein, jemanden verführen, jemanden in seiner Abhängigkeit und

Anpassung bestätigen). In jedem Fall wird eine der genannten Parteien relativierend eingreifen können.

Die Gruppe bietet also auch eine Entlastung für den Leiter, nicht nur durch die Verteilung von negativen Übertragungsanteilen, sondern auch durch die Überarbeitung und Auflösung von Gegenübertragungsgefühlen, indem die Gruppe einen Teil ihrer Bearbeitung übernimmt. Auch und gerade, wenn es durch projektive Identifizierung in der Beziehung zu schwer gestörten Patienten zu unbewussten enactments und affektiv aufgeladenen Verstrickungen kommt, ist die Gruppe auch für den Leiter ein hilfreiches »Drittes«.

Ebenso wie Walter Schindler (1980 [1951]) die Gruppe als familiäres Dreieck von Vater (Leiter), Mutter (die ganze Gruppe) und Kind (der Patient) beschrieben hat (inklusive der Geschwisterdynamik), hat besonders Saul Scheidlinger (1974) die *ganze* Gruppe als Mutterrepräsentanz bezeichnet und diesen Gedanken ausgearbeitet. Eine »Mutterübertragung« auf die gesamte Gruppe findet man häufig; die Gruppe wird als Schutz, als Ort der Geborgenheit erlebt, man fühlt sich zugehörig, geradezu wie in einem Uterus (die Gruppe bildet einen Kreis).

Andererseits gibt es aber auch negative Gefühle (z. B. die Angst vor Entindividualisierung, vor Verschlungen-Werden, vor der Aufhebung von Grenzen) und verfolgende Aspekte einer solchen »Mutter«: Beschämung, Entlarvung, Missbrauch (für die Bedürfnisse der Anderen im Sinne der Rollenumkehr da sein müssen), Schuldgefühle machen und bestrafen.

Ein wesentlicher Faktor der Gruppenpsychotherapie traumatisierter Patienten besteht also in der Anwesenheit eines Dritten, der Zeugenschaft durch einzelne Gruppenmitglieder oder durch die gesamte Gruppe. Zwar bildet auch in der Einzeltherapie der analytische Rahmen das Dritte, aber um wie viel wirkungsvoller ist die reale Anwesenheit der Anderen, wenn in der Übertragung das Gewalterleben reproduziert und die Machtverhältnisse zwar erlebt, dann aber zurechtgerückt werden sollen? Nicht nur die introjektartig im Selbst des Patienten gebundene traumatische Gewalt soll wieder nach außen gelangen, sondern auch ihr Charakter muss neu benannt werden, das heißt, die Realität der Gewalt, die der Täter zu verantworten hat, muss definiert und die Schulddynamik muss realistisch eingeordnet werden: Die Schuld des Täters ist real, die Schuldgefühle des Opfers sind irrational. Bei beidem ist die Anwesenheit Dritter unbedingt notwendig und hilfreich. Es entsteht eine Art rückwirkende Zeugenschaft für das, was einmal in der Vergangenheit traumatisierend gewirkt hat, und auch für das, was in der aktuellen Interaktion in der Gruppe geschieht und durch Projektion und Übertragung zur externalisierten Repräsentanz des ursprünglichen Traumas wird.

Ein Beispiel einer Grenzüberschreitung in der Gruppe (vgl. Hirsch, 2008a):

> Eine neue Mitpatientin, Martha, hatte aus übergroßer Angst, von der Gruppe zu früh ihrer projektiven Abwehr beraubt zu werden, indem diese sie auf die eigene Verantwortung für ihre Lebenssituation verwies, die Gruppenmitglieder und besonders Bärbel, die Opfer einer brutalen Vergewaltigung geworden war, extrem heftig mit aggressiv-obszönen Beschimpfungen attackiert. Bärbel fiel in sich zusammen und verstummte.
>
> Ich weise Martha in die Schranken und betone Bärbel gegenüber den Unterschied zwischen der Vergewaltigung damals und der Situation hier, und auch, dass es hier kein körperlich-sexueller Angriff sei, dass Zeugen anwesend seien, die auf ihrer Seite stünden, und dass sie selbst heute einen Anteil zur Verfügung hätte, mit dem sie das Geschehen beurteilen könne.
>
> Während in der folgenden Sitzung über das allgemeine Entsetzen über den Angriff geredet wurde, sagt Bärbel: »Ich bin mit zitternden Knien nach der Sitzung rausgegangen und weiß jetzt auch, warum. Das war genau der Ton bei meinem Überfall: ›Leg dich dahin, halt still, wehr dich nicht!‹« Zunächst sei sie nach der Sitzung unruhig und verletzt gewesen, sie wollte nicht wieder weinen, dann habe sie aber eine innere Grenze aufrichten können: »Ich hatte dann das Gefühl, nach Hause zu fahren, also zu mir zu kommen, zu mir selbst zu kommen.«
>
> Sie möchte drei Punkte explizit klarstellen: Erstens habe sie das Gefühl, von Martha missbraucht zu werden, und dass Martha auch die Gruppe missbrauche. Zweitens habe sie sich gefragt, ob Martha (sie spricht sie jetzt direkt an) so missbraucht worden sei, dass sie zu einem solchen Ausbruch überhaupt in der Lage sei. Drittens habe sie beschlossen, dass sie einen solchen grenzüberschreitenden Ton und diese Art der unpassenden Aggression gegen sich nicht mehr dulden werde.

Multiple Identifikationsangebote

In diesem Beispiel werden der Ausdruck von Aggression, die Identifikation oder Gegenidentifikation damit und die Identifikation mit den Reaktionen anderer Gruppenmitglieder sukzessive der eigenen sich entwickelnden Identität hinzugefügt. Aber auch der Ausdruck anderer Gefühle wie Trauer (manche Menschen haben jahrzehntelang nicht weinen können), der empathische Umgang miteinander und generell identifikatorische Übernahmen von Vorstellungen (z. B. über Kindererziehung oder die Entwicklung von Kindern), von Individuations- und Trennungsbestrebungen in der Adoleszenz, jeweils am Beispiel anderer Gruppenmitglieder, öffnen manchen Menschen erstmalig die Augen. Beispiele für die Identifikation mit dem gemeinsam in der Gruppe Erlebten sind ebenso Schicksale der sexuellen Identität, der Aktivität und Passivität in sexuellen Beziehungen oder das Entdecken von Anteilen von Homosexualität und besonders auch die Möglichkeit, Trennungen zu »überleben« oder die Auseinandersetzung mit realen Eltern oder Partnern, von denen man (noch) allzu sehr abhängig ist, zu bewältigen.

Besonders wichtig für die Therapie traumatisierter Patienten ist das Aufeinandertreffen verschiedener Formen der Identifikation mit dem Aggressor in einer Gruppe. Traumatisierende Gewalt erzeugt zwei Formen der Identifikation mit dem Aggressor: die primäre unterwerfende und die sekundäre, die zur Imitation des Täters führt. Bei der *primären* unterwerfenden, der masochistischen Identifizierung, die immer noch das Attribut »weiblich« trägt, produziert die introjizierte Gewalt, das traumatische Introjekt, entweder Symptome oder führt dazu, dass im Wiederholungszwang immer wieder Täter gefunden und Gewaltkonstellationen aufgesucht werden, die dem ursprünglichen Trauma entsprechen. Ob Täter immer primär in irgendeiner Form Opfer gewesen sind, sei dahingestellt. In jedem Fall ist die Chance, eine Therapie zu beginnen und durchzuführen, für sie umso größer, je mehr sie sich dessen bewusst sind, dass auch sie einmal Opfer traumatisierender Gewalt gewesen sind.

Ansonsten leiden ja nicht sie selbst, sondern lassen andere Menschen leiden; sie rationalisieren ihr Handeln, weisen jede Schuld von sich, fühlen sich gut und mächtig. Diese Art der *sekundären* Identifikation entspricht A. Freuds (1980 [1936]; vgl. Hirsch, 1996, 1998c) Konzept: ein solcher

Täter richtet die einmal als Opfer erlittene Gewalt später gegen Schwächere. Ihm haben, seiner Meinung nach, »die Prügel nicht geschadet«, die er selbst einmal bekommen hat. Er schlägt sich auf die Seite der Mächtigen in einer immer noch »männlichen«, sadistischen Form der Identifikation mit dem Aggressor, mit der er das Opfer in sich verleugnet und neue Opfer schafft.

Im Allgemeinen lassen sich schwer gestörte (Borderline-)Patienten aufgrund der verschiedenen Arten der Identifikation mit dem Aggressor in zwei Gruppen einteilen:

1. die passiv-gehemmten Patienten, der *Opfer-Typ*, die in der verschmelzenden Identifikation dem Täter recht geben und nichts für sich beanspruchen
2. die expansiv-aggressiven Patienten, der *Täter-Typ*, welche die Schuld projektiv immer nur bei Anderen suchen

Gerade für die erste Gruppe der schizoiden, passiv-gehemmten, verschmelzend identifizierten Borderline-Patienten ist es sehr hilfreich, vorerst in der Gruppe nicht aktiv sein *zu müssen*, sondern manchmal lange Zeit, in Einzelfällen über Jahre hinweg, schweigen zu dürfen und dabei aber gierig, wie ein trockener Schwamm sozusagen, aufzusaugen, wie andere Menschen denken (Mentalisierung) und fühlen und was sie aus psychischen, emotionalen Bereichen und aus Beziehungen aus sich heraus befördern können. Horwitz (1977) schreibt:

> »Für den passiv gehemmten Patienten stellt die Gruppe ein Experiment zur Verfügung, in dem er auftauen kann [unfreezing; Amn. d. A.], besonders im frühen Stadium, denn sie erlaubt ihm, sich abwechselnd sowohl mit dem Aggressor, als auch mit dem Opfer in feindseligen Auseinandersetzungen innerhalb der Gruppe zu identifizieren. Wütende Konfrontationen, Attacken und Gegenattacken geschehen, ohne einen dauerhaften Schaden für eine der Kampfparteien oder die Beziehung anzurichten« (ebd., S. 407 [Übers. d. A.]).

Letztlich geht es dabei wieder um identifikatorisches Lernen, aber auch direktere Hilfen lassen sich vorstellen. Wenn ein Gruppenmitglied einem anderen, passiv gehemmten, sagt: »Ich an deiner Stelle würde in die Luft gehen«, fordert es dieses zur probeweisen Identifikation auf. Wenn die Passivität in der aktuellen Auseinandersetzung auffällt und hinterfragt wird, wird das zwar Angst erregen, das Durchstehen und Sich-Verteidigen bzw. das Sich-Erklären führen aber dazu, dass im Laufe der Zeit durch die Erfahrung des »Überlebens« die Hemmung geringer wird.

Heterogene Gruppen sind eine ausgezeichnete Möglichkeit der Externalisation (also dem Erleben des eigenen Inneren in der Außenwelt) des traumatischen Introjekts für Missbrauchsopfer (Hirsch, 1995) und der Externalisation von Macht und Ohnmacht (Berner & Preuss, 2002). Allerdings sind in unterschiedlichem Ausmaß alle schwer gestörten Patienten sowohl »Opfer« als auch »Täter«, und beide Anteile werden bei verschiedenen Gruppenmitgliedern zu verschiedenen Zeiten im Vordergrund stehen. Die Konfrontation dieser beiden Patientengruppen miteinander führt zu einer Abfolge von Gegen- und Kreuzidentifikationen, welche die definierten Opfer- bzw. Täter-Identitäten auflockern, sodass die gegenseitigen Abgrenzungen eine Ich-Stärkung und vor allem eine Stärkung der Selbst- und Objektgrenzen ermöglichen. Auch die Konfrontation mit gemeinsam entäußerten, arretierten Affekten, die der ursprünglichen Gewalt entsprachen, werden zur Ablösung von den inneren traumatischen Objekten beitragen.

Durch die Kreuzidentifikationen werden sich die »Täter« mit den »Opfern« identifizieren und eigene Opfer-Anteile erkennen können. Umgekehrt können sich aber auch die »Opfer« durch die Identifikation mit den »Tätern«, die ursprünglich Opfer waren, ihrer eigenen Schuld oder eventuell ihrer Täterschaft nähern (Hirsch, 2003; vgl. auch Kap. »Täter und Opfer sexueller Gewalt in einer therapeutischen Gruppe« in diesem Buch). In der therapeutischen Gruppe definieren die Gruppenmitglieder sich erst einmal als Opfer bzw. als Täter und greifen sich gegenseitig heftig an. Diese undifferenzierte Rollenverteilung und die dadurch entstehende Frontenbildung weicht nach und nach einer Differenzierung, in der zuerst die »Opfer« Täter-Anteile in sich entdecken (z. B. weil sie ihre Kinder nicht genügend geschützt haben oder Missbraucher als Partner hatten), gegen die sie sich nicht abgrenzen konnten. Danach kommen aber auch die Opfer-Anteile der »Täter« ans Licht.

Die Kreuzidentifikation erfolgt also in beide Richtungen: Täter- und Opfer-Anteile werden sozusagen neu und realistischer gemischt, nach der Aggression kann unter Traueraffekten eine Trennung von den alten Selbstbildern erreicht werden, die starre Rollenzuteilung wird überwunden. Man kann auch sagen, dass es um das Aufrichten von Grenzen zwischen dem Selbst und dem inneren traumatischen Objekt geht. Innere Grenzen werden durch zum Teil probeweise Kreuzidentifikationen gestärkt oder geschaffen. Die Probeidentifikation mit dem Täter bietet aber auch die Möglichkeit der Abgrenzung: »Habe ich nicht auch konstruktive Macht? Wie der Täter muss ich es nicht machen, es wird noch andere Alternativen geben zu dem ohnmächtigen Opfer, das ich einmal war«.

Differenzierung und Individualisierung sind wichtige Teile der Bearbeitung oder Integration des Traumas. Spaltungen in Teilobjekte (gut und böse, Opfer und Täter) überdecken die individuelle Wirklichkeit. Beide, Opfer und Täter, meinen, auf der richtigen Seite zu stehen, und übersehen, wer sie tatsächlich sind. Reale Schuld und Schuldgefühle müssen sorgfältig differenziert werden: Auf der einen Seite steht die Schuld des Täters und auf der anderen Seite das Schuldgefühl des Opfers, aber auch dessen Schuldig-Werden, indem es zum Beispiel die eigenen Kinder nicht genügend geschützt hat.

Übertragungsspaltung

Übertragungsspaltung bedeutet das gleichzeitige Bestehen mehrerer Qualitäten der Übertragung auf verschiedene Personen innerhalb derselben therapeutischen Gesamtsituation – es müssen also mehrere Personen anwesend sein, so wie in der Gruppenpsychotherapie oder in der stationären Psychotherapie. Die *Übertragungsspaltung* ist nicht zu verwechseln mit der *Spaltungsübertragung* (Volkan & Ast, 1992), von entgegengesetzten guten und bösen Beziehungsqualitäten, also von positiven und negativen Affekten, gleichzeitig auf *ein* Übertragungsobjekt, das heißt auf *einen* Therapeuten. Horwitz hat auch von »dilution« (1977, S. 404), also »Verteilung«, der Übertragung gesprochen: Die negative Übertragung trifft nicht nur den Gruppenleiter als Autoritätsperson, sondern auch Gruppenmitglieder. Der größere Beziehungsraum erzeugt weniger Druck, aktiv teilzunehmen (wodurch Übertragungen verstärkt würden), die Interaktion in der Gruppe hat eine größere Realitätsorientierung als in der (analytischen) Einzeltherapie.

Die Übertragungsspaltung erweist sich als überaus nützlich für die Integration von gespaltenen Teilobjekt-Repräsentanzen. In der Gruppe können gegensätzliche Teilobjekte gleichzeitig in verschiedenen Mitgliedern erlebt werden, sodass man nicht einem einzigen therapeutischen Objekt gegenübersteht, das zeitweise als »nur böse« erlebt wird. Ein solches Objekt würde in der Gruppe durch die gleichzeitig vorhandenen »nur guten« Objekte in der Übertragung aushaltbar bleiben, die therapeutische Situation insgesamt könnte bestehen bleiben.

Übertragung wird auch heute, in Zeiten der Intersubjektivität, noch verwendet, aber wohlverstanden als das Erleben des Patienten der gemeinsamen Übertragungs-Gegenübertragungsmatrix, des analytischen Feldes (Ferro, 2002), während *Gegenübertragung* das Erleben der Beziehung durch den Therapeuten darstellt. Natürlich bildet die Gruppe ein hoch komplexes analytisches Feld von verschiedensten Beziehungsqualitäten.

Der große Externalisierungsdruck schwer gestörter Patienten führt zur Neigung, das Trauma im Wiederholungszwang zu agieren; hier stellt die Gruppe eine Art Bühne dar, auf der mithilfe eines Angebots von mehreren Mitspielern heftige Gefühle, zum Beispiel des Verlassen-Seins oder des Nicht-verstanden-Seins, begleitet von Somatisierung und autoaggressivem Agieren bis hin zur Suizidalität ausgehalten werden können. Denn diese Gefühle können mit dem Erleben der anderen Gruppenmitglieder abgeglichen und eher als Übertragungsmanifestationen verstanden werden, als in der Einzeltherapie, in der es in dieser Zeit sozusagen nur ein »vollständig böses«, verfolgendes Objekt geben würde.

Schlussbemerkung

Eine traumatische Einwirkung überrollt die Ich- oder Selbstgrenzen, schwächt die Selbst-Objekt-Grenzen und beschädigt die Symbolisierungs- und Mentalisierungsfähigkeit. Einerseits wird dadurch das Identitätsgefühl des Opfers zerstört, ihm wird eine Opfer-Identität aufgezwungen, wenn es diese nicht abwehrt und in sekundärer Identifikation den Täter imitiert, was aber auch eine Identitätszuschreibung durch das Trauma darstellt. Andererseits zwingt eine eingeschränkte Symbolisierungsfähigkeit zur fortwährenden Konkretisierung des Traumas im Wiederholungszwang, zum Agieren. Das analytische Feld der Gruppe ist besonders geeignet, sowohl die damalige Täter-Opfer-Konstellation wiederzubeleben als auch neue Grenzen zwischen Täter und Opfer aufzurichten, und zwar im Wesentlichen – im Unterschied zur Einzeltherapie – durch die Möglichkeit weitgehender Konfrontation mit positiven und negativen Persönlichkeitsanteilen sowie der Einladung zur vielfältigen Neuidentifikation. Die Umwandlung des affektiven Erlebens des Patienten durch die Beantwortung eines affektlosen Berichts mit dem adäquaten Affekt, welcher der traumatischen Situation angemessen gewesen wäre (Resonanzphänomen), bzw. die Korrektur inadäquater Affekte mit einer realistischeren Beziehungswirklichkeit ist natürlich auch in der Einzeltherapie möglich, diese Umwandlung ist aber in der Gruppe, die als symbolisierungsfördernder Container fungiert, viel wirksamer. Wenn auch traumatisierte, also persönlichkeitsgestörte Patienten nicht immer gruppenfähig sind, ist die Gruppenpsychotherapie doch das am besten geeignete Mittel, traumatisierende Beziehungserfahrungen sowohl wieder zu erleben als auch umzuwandeln und schließlich eine Opfer-Identität weitgehend hinter sich zu lassen.

Täter und Opfer sexueller Gewalt in einer therapeutischen Gruppe[12]

Über umwandelnde Gegen- und Kreuzidentifikationen

Die therapeutische Beziehung lässt sich intersubjektiv als gemeinsam konstruierte Wirklichkeit verstehen, in der »Übertragung« und »Gegenübertragung« jeweils verschiedene Wahrnehmungen oder Konzepte der Beziehung sind. Die Verständigung über diese Differenzen ist ein zentrales Moment in der psychoanalytischen Psychotherapie. In der Gruppenpsychotherapie bestehen zwischen den Gruppenmitgliedern symmetrische Beziehungen, sie sitzen sozusagen im gleichen Boot, äußern gleichberechtigt Konflikte, berichten von Traumata, bedenken eigenes schuldhaftes Verhalten aus dem vergangenen und gegenwärtigen Leben und reflektieren ihre Beziehungen untereinander gleichberechtigt – anders als in der asymmetrischen Einzeltherapie.

Opfer einer Traumatisierung sind insofern mit dem Täter, dem Aggressor, identifiziert, als sie sich notgedrungen unterwerfen, sich selbst wertlos fühlen, die Schuld des Täters übernehmen und oft lebenslang leiden, wie Ferenczi (1964 [1933]) es als erster beschrieben hat.

Die Motivation der Täter, sich einer selbstreflexiven Psychotherapie zu unterziehen, ist natürlich gering im Vergleich zur Motivation der Opfer; die Wahrscheinlichkeit, eine Therapie zu beginnen und erfolgreich zu beenden ist umso größer, je mehr der Täter sich bewusst ist, selbst einmal zum Opfer gemacht worden zu sein.

Diese beiden ungleichen Formen der Identifikation mit dem Aggressor werden zu verschiedenen Anteilen immer gemischt vorliegen, wenn

12 Mein Vortrag auf der Tagung »Tätermodelle und Transgression. Grenzfälle in Gewalt- und Traumaforschung« an der Humboldt-Universität Berlin am 19.1.2018; veränderte

auch die eigene Täter- oder Opfer-Identität weit überwiegt und die jeweils andere Form ins Unbewusste zurücktreten kann. Begibt sich ein Gewaltopfer in eine analytische Psychotherapie, muss es meines Erachtens bereit sein, auch die Täter-Anteile in sich zu entdecken und zu bearbeiten, wie Ich-dyston und schambesetzt sie auch erscheinen mögen. Ebenso müsste umgekehrt der sadistisch identifizierte Täter seine verborgene Opfer-Identität anfangs prinzipiell und im Laufe der Therapie immer konkreter und auf seine Person bezogen anerkennen und damit die Angst, sich erneut als Opfer zu definieren, aushalten und auch überwinden können.

In einer halboffenen analytischen Gruppe in meiner Praxis befanden sich sowohl Opfer familiärer und nicht-familiärer sexueller Gewalt als auch überführte Sexualstraftäter. Es war mir bewusst, dass es in einer brisanten »Opfer«-»Täter«-Dynamik erst einmal zu heftigen, aggressiv ausgetragenen Konflikten, dann aber zu Gegen- und Kreuzidentifikationen kommen würde. Ich hoffte, dass die eingefahrenen Identitäten aufgelockert würden und durch die gegenseitigen Abgrenzungen eine Ich-Stärkung und vor allem eine Stärkung der Selbst- und Objektgrenzen erfolgen würde. Außerdem versprach ich mir die Möglichkeit der Entäußerung arretierter Affekte, die zur Ablösung von den inneren traumatischen Objekten beitragen könnten. Trauerarbeit ist umso eher möglich, je realistischer die Selbst- und Objektbilder, also Täter- und Opfer-Repräsentanzen, gesehen werden.

Verlauf

Ein 25-jähriger Medizinstudent, Bernd, war seit Jahren unfähig, seine Examina zu machen. Er schien mir gut in eine Gruppe zu passen, in der sich überwiegend weibliche Missbrauchsopfer befanden. Eigentlich suchte er Hilfe wegen seiner extremen Angst vor einem bevorstehenden Gerichtsprozess wegen eines sexuellen Übergriffs auf einen geistig behinderten Jugendlichen. Er kam zwar als Täter zu den Vorgesprächen, konnte aber auch seine dahinterliegende Opferseite zeigen: Zum einen ist er als Kleinkind nach jedem Stuhlgang

Fassung von Hirsch, M. (2003). Täter und Opfer sexueller Gewalt in einer therapeutischen Gruppe – über umwandelnde Gegen- und Kreuzidentifikationen. *Gruppenpsychother. Gruppendyn., 39*(2), 169–186.

von der Mutter mithilfe eines Bidets ausgiebig »da unten« gewaschen worden, verbunden mit engem Körperkontakt und sexueller Erregung. Die Folgen waren häufige Depersonalisationsgefühle in der Kindheit, bei denen er zwischen sich und anderen Personen nicht unterscheiden konnte. Zum anderen trat früh eine Sexualisierung von Beziehungen ein, zu der ein Onkel beitrug, der den Jungen im Grundschulalter mehrfach sexuell missbrauchte. Auch hierbei empfand der Junge keine Grenze zwischen sich und dem Täter, er war wie dieser erregt, wusste nicht, wer die Initiative ergriffen hatte und fühlte sich jedenfalls schuldig. Im Alter von elf Jahren begann er, sich kleineren Kindern auf Spielplätzen zu nähern und zu masturbatorischen Handlungen zu verführen, stets mit der Vorstellung, dass die Kinder es selbst wollten und die Initiative ergriffen hatten.

Ich beginne mit Bernds Eintritt in die Gruppe. Als hätte die Gruppe eine Ahnung von seinem zentralen Problem, wird das Thema gleich in seiner ganzen Komplexität von Paula aufgeworfen: Ihr »Heile-Familie-Weltbild« sei zusammengebrochen, seit sie nicht mehr darüber hinwegsehen könne, dass sie als Kind von ihrem Stiefvater sexuell missbraucht worden sei. Sie mache sich die heftigsten Vorwürfe, ihre eigenen Kinder jahrelang zu Mutter und Stiefvater gegeben zu haben. Paula sieht sich also nicht nur als Missbrauchsopfer, sondern fragt sich und die Gruppe, inwieweit auch sie eine Täterin ihren Kindern gegenüber ist.

Bernd stellt sich, daran anknüpfend, erst einmal als Opfer vor: Er habe verschwommene Erinnerungen an einen Onkel, mit dem er nackt geduscht habe. Dann aber auch als Täter: Er selbst habe auch Kinder missbraucht, sich vor ihnen ausgezogen und onaniert.

Gisela kommentiert sarkastisch, aber noch ohne Affekt: Das sei ja genau das, was ihr Vater ihr während der ganzen Kindheit jeden Tag genüsslich in drastischen Einzelheiten ausgemalt habe, nämlich dass die Männer das eben mit kleinen Mädchen machten.

Bernd schließt sich an das Angstthema an: Er habe Angst vor der Strafverfolgung, sei aber noch immer davon überzeugt, dass kein Kind je Angst vor ihm gehabt habe.

Gisela reagiert nun heftig aggressiv, offenbar, weil sie das Gefühl hat, der Täter habe seine Angst vor der Strafe mit ihrer entsetzlichen

Kindheitsangst gleichgesetzt. Hier entstehen aufgrund der Abgrenzungsfähigkeit des inzwischen erwachsenen Opfers die aggressiven Affekte, zu denen das verwirrte, verängstigte und im Denken und Affektausdruck blockierte Kind damals nicht fähig war. Voller Wut schreit Gisela, sie nehme ihm das nicht ab; er würde es sofort wieder tun, wenn er die Angst vor den Folgen nicht hätte. Außerdem sei es das Letzte, auch noch den Kindern die Schuld an dem Missbrauch zu geben, ihnen Initiative und Interesse zu unterstellen!

Nun interveniere ich, um das Recht beider Seiten auf ein basales Angenommen-Werden zu schützen, das auch der Täter-Patient hat, der sich hier, allerdings in einer Flucht nach vorn, vorwiegend als Täter gezeigt hat. Meine Intervention bezieht sich im Wesentlichen auf die Existenz verschiedener Selbstanteile. Ich erkläre, dass ein Täter-Anteil aufgrund einer nachahmenden Identifikation entstanden sei, als Maßnahme gegen die Ohnmachtsgefühle eines anderen, eines Opfer-Selbst-Anteils. Die Aufgabe sei, beide Teile zu sehen, wie es bereits bei Paula, die Angst habe, auch Täterin zu sein, geschehen sei. Die Gruppe diskutiert die Frage der Opfer-Täter-Vermischung, und jemand hat die Idee, dass Bernd die eigenen zwiespältigen Gefühle, damals den Missbrauch abzulehnen und ihn gleichzeitig auch zu wollen, in seine Opfer hineingelegt habe. Gisela erzählt nun, dass sie als Kind genau gewusst habe, wo sie Jugendliche treffen konnte, die sich über ihre Masturbationserlebnisse austauschten, woran sie damals stark interessiert gewesen sei.

In der nächsten Gruppensitzung sitzen sich Frauen und Männer getrennt voneinander frontal gegenüber. Lisa und Paula berichten von ihren im Anschluss an die letzte Sitzung nachträglich empfundenen Ärger- und Bedrohungsgefühlen; es sei, als wäre für sie eine »heile Gruppenfamilie« zusammengebrochen. Mit verhaltener Wut fragt Lisa, »warum Herr Hirsch uns so was hier reinsetzt«. Nun bricht es aus Bernd heraus, wütend fragt er, wieso denn nur er als Täter dastehe, alle Frauen seien potenzielle Missbraucherinnen ihrer Söhne!

Scheinbar zusammenhanglos, aber wohl in differenzierender Absicht, sagt Evelin zu Paula, dass Paula ihrem Stiefvater auch schon einmal nähergestanden habe als jetzt nach der Wiederentdeckung des Missbrauchs. Jetzt kann Bernd wieder in einen Dialog mit den Frauen treten. Er fragt sie direkt, ob sie Angst vor ihm hätten; er jedenfalls habe Angst vor ihnen, er habe die Fantasie gehabt, sie könnten seine Straftaten öffentlich machen. Man fragt Bernd nun interessiert nach seinem bevorstehenden Verfahren, aber die gegenseitige Aggression flammt immer wieder auf. Evelin fragt sich, warum wohl ein Täter in der Gruppe sei, worauf Bernd wütend entgegnet, ob die Alternative wäre, ihn einzusperren (also ihn auszugrenzen).

Nach dem Abflauen der heftigen Affektäußerung interveniere ich wieder, um die Frontenbildung zu entschärfen, indem ich auf den Wechsel von interessierten Fragen und heftigen Schuldvorwürfen hinweise, der sich gerade in der Sitzung entwickelt hatte, und auch wieder auf die Notwendigkeit, die jeweiligen Täter- und Opfer-Anteile in jedem Gruppenmitglied zu entdecken und wenn möglich zu verstehen, wie sie entstanden sind.

Daraufhin fragt Evelin Gisela: »Warum fällt es dir eigentlich so ungeheuer schwer, über den Inzest zwischen deinem Freund und seiner Tochter zu sprechen?« Ein Missbrauchsopfer fragt also ein anderes nach seinen Täter-Anteilen. Gisela kann jetzt von den Veränderungen in ihrer Beziehung sprechen, wie sie sich auseinandergesetzt, den Freund sogar geschlagen und sich schließlich auch von ihm getrennt habe. Paula erzählt von den letzten Kontaktversuchen ihrer Mutter, einer Frau, die ein Kind auch nicht geschützt hatte – wie Gisela. Wieder dreht sich das Gespräch um Bernd. Evelin hat die Idee, er bekomme vielleicht das ab, was einem Anderen gelte – mir als Leiter der Gruppe, ergänze ich, der sie alle nicht genügend schützt. Die Gruppe arbeitet also an der Differenzierung der Täter-Opfer-Identitäten.

In der nächsten Sitzung, kurz vor Weihnachten, beginnt Bernd: Er wolle mit seinem Onkel nicht unter dem Weihnachtsbaum zusammensitzen, er sage es aber den Eltern nicht, weil sein Schuldgefühl dann noch größer würde, weil er dadurch die Familie zerstöre. Er zeigt sich also von der Opferseite. Die Gruppe diskutiert über Schuldgefühle des Opfers und fragt Bernd: »Bist du nicht sauer auf deinen Vater, weil er den Missbrauch an dir nicht wahrhaben will, wohl aber deinen eigenen?«

Nun stellt sich heraus, dass der Vater, ein Polizeibeamter, in Bernds Straftat, den sexuellen Übergriff auf einen geistig behinderten Jugendlichen, und in das laufende Verfahren eingeweiht ist und auch versuche zu raten und zu helfen, aber die Mutter wisse nichts davon, weil sie psychisch labil und selbst sexuell missbraucht worden sei. Relativ unvermittelt spricht Bernd davon, wie er einer Bestrafung entgehen wolle – er werde alles abstreiten: »In Wirklichkeit war's 'ne Lappalie. Und die erzähle ich nicht, weil ich dann trotzdem dran bin.« Bernd schwenkt also abrupt zur Täter-Identität um. Paula sagt: »Vielleicht sollte die Lappalie das Ganze aufdecken!«

Das gibt mir die Gelegenheit, auf Freuds (1916d) Idee vom Verbrechen aus Schuldgefühl hinzuweisen, und darüber hinaus auf die Möglichkeit, dass Bernd unbewusst nicht nur sein Verbrechen, sondern auch den ursprünglichen Missbrauch, dessen Opfer er einst war, aufdecken wollte. Hier wurde an der Aufhebung von Spaltungen gearbeitet. Einerseits der totalen Täter-Opfer-Spaltung in Bernd selbst: zwischen diesen Anteilen konnte er innerhalb von Minuten wechseln, und andererseits der Spaltung zwischen den Eltern: die Mutter durfte von Bernds Täterseite nichts wissen, ebenso wie er bisher auch in der Gruppe ihre Täterschaft ihm gegenüber verschwiegen und sie ausschließlich ihrerseits als Opfer dargestellt hatte.

Bernd berichtet in der nächsten Sitzung, er habe Angst davor, Gewalt anzuwenden und die Kontrolle zu verlieren. Paula fragt, ob er sich auf den Spielplätzen unter Kontrolle gehabt habe. Mehrere Gruppenmitglieder tragen nun zum Thema Angst vor aggressivem Kontrollverlust bei, dann wenden sie sich vielfältigen Körpersymptomen zu. Die Frauen verständigen sich über deren Funktion, Bernd gelangt über seine Depersonalisationsgefühle zur Affektdissoziation: Die Körpersymptome scheinen an die Stelle der Affekte getreten zu sein. Evelin sagt, ihr Leben sei ein einziger Stellvertreterkrieg mit ihrem Körper. Anschließend an Paulas rhetorische Frage, wo denn die Grenze zum Bösen liege, lenkt Gisela ab und sagt, seit sie regelmäßig in die Gruppe gehe, seien ihre Ängste wie weggeblasen. Dienstags fühle sie sich ganz stark, am nächsten Montag sei dann wieder Gruppe, die Therapie bedeute für sie eine große Sicherheit.

Diese Idealisierung wird von der Gruppe skeptisch hinterfragt, und dann kann Gisela von ihren Fantasien berichten, die sie den sadistischen Warnungen des Vaters über das, was Männer mit kleinen Mädchen machten, entgegensetzt: Fantasien von Messern und Rasierklingen während des Geschlechtsverkehrs – am liebsten würde sie die Therapie abbrechen vor Scham, dieses Geheimnis preisgegeben zu haben.

Maria klagt nun über das Verhalten der beiden Männer, zwischen denen sie stehe – sie empfinde sich als Opfer. Sie wird von der Gruppe relativ freundlich auf ihre eigenen Anteile hingewiesen, nämlich auf das, was sie selbst gewollt und bewirkt habe und welche Ziele und Hoffnungen dahintersteckten. Sie wird traurig, als sie daran denkt, wie wenig die Eltern ihr damals gerecht werden konnten. Obwohl Maria noch nicht lange zur Gruppe gehört, ist sie es, die vom adäquaten Affekt der Trauer sprechen kann und daran denkt, was eigentlich zu betrauern ist: Die Täter-Opfer-Verhältnisse in der Familie damals.

Diskussion

Zuerst stellt sich die Frage der Legitimität, auf diese Weise Täter- bzw. Opfer-Patienten in einer Gruppe zusammenkommen zu lassen; selbst die Gruppe fragt sich, warum »so was hier reingesetzt« werden kann. Man kann darin eine Gefahr der unzulässigen Täter-Opfer-Nivellierung (Kreutzer-Haustein, 1994, S. 364) sehen, der »Überversöhnlichkeit« (ebd., S. 365) zwischen Opfern und Tätern. Sie scheint mir umso geringer zu sein, je mehr der Täter-Patient in der Lage ist, seinen Opfer-Anteil anzuerkennen. (Ich meine aber nicht jene weinerlich-oberflächliche Selbst-Exkulpation eines Täters, der dem Opfer die Schuld zuschiebt.) Die Aufnahme zunächst als Täter definierter Patienten in eine Gruppe, in der sich als Opfer definierte Patienten befinden, wird die Externalisierung des traumatischen Introjekts zusammen mit dem Erscheinen aller Formen der Teil-Identifikation mit dem Aggressor, man kann auch sagen, die Übertragung der Opfer auf die Täter, fördern. Jedoch können die Begriffe Übertragung und Gegenübertragung das interaktionelle Geschehen nicht genügend erfassen, denn der »Täter« kommt mit seinem So-Sein, seinem Agieren und auch mit seiner Abwehr derart dem Erleben des Opfers entgegen, dass man nur von gemeinsam hergestellter intersubjektiver Beziehung sprechen kann. Täter und Opfer empfinden sich erst einmal jeweils einheitlich und voneinander getrennt.

Externalisierung

Das traumatische Introjekt entäußert sich im Wiederholungszwang, und zwar auch in der therapeutischen Beziehung. Dort aber ist das Wiedererleben abgeschwächt, es *ist* nicht die traumatische Situation selbst. Der nun Erwachsene ist zu einer therapeutischen Ich-Spaltung fähig und sieht, was mit dem anderen Teil seiner Selbst geschieht. In der Gruppe gibt es darüber hinaus Zeugen, man ist nie mit dem Täter allein, man findet hier Hilfe in der Realitätsprüfung und auch in der Metakommunikation, welche die verrückt machenden Widersprüche der Äußerungen des Täters (»Die wollten es doch auch!«) klären kann. Die gesamte Gruppe gibt Halt durch das bestehende Beziehungsnetz, insbesondere, wenn es um die Auseinandersetzung mit dem Gruppenleiter geht. So sind ein Aushalten der Situation, die Selbstbehauptung und Abgrenzung in der Auseinandersetzung und das Erleben und die Äußerung von Affekten eher möglich, ohne von ihnen überschwemmt zu werden.

Entdifferenzierung

Zuerst wird ein als »Täter« definierter Anderer als völlig anders und fremd (»so was«) erlebt und pauschal mit dem realen Täter der eigenen Vergangenheit gleichgesetzt. Bernd ist kein Inzest-Vater, er wird aber als solcher erlebt. Ein Mitglied derselben Gruppe sagt drei Jahre später zu einem anderen Straftäter, der neu in der Gruppe ist: »Ich glaube, du lügst. Alle Männer beuten Frauen sexuell aus.« Auch Bernd zieht es anfangs vor, sich als Täter zu definieren, um die Angst vor der Machtlosigkeit als Opfer angesichts der von ihm erlebten Übermacht der Frauen in der Gruppe gering zu halten und urteilt pauschal: »Alle Frauen sind potenzielle Missbraucherinnen ihrer Söhne!« Gisela kennt Bernd noch gar nicht, aber sie greift ihn an, weil sie ihr eigenes Opfer-Sein in seinen Opfern durch Identifikation wiederfindet. Aber auch Bernd differenziert nicht, wenn er sagt, alle seine Opfer hätten nie Angst vor ihm gehabt, weil er selbst davon überzeugt ist, nie Angst vor seinen Missbrauchern gehabt zu haben.

Abgrenzung

Eine erste Abgrenzung gegen das *innere* Missbrauchs-Introjekt in Form des realen »Täters« *außen* in der Gruppe, der es vertritt, beruht also auf entdifferenzierender pauschaler Übertragung. So berechtigt die Abgrenzung auch ist – das Opfer erfährt, dass die eigene offene Aggression nicht unbedingt zerstörerisch ist und durchaus auch kontrollierbar bleibt –, beruht sie doch erst einmal auf einer rebellischen Gegenidentifizierung und ist noch nicht Ausdruck einer veränderten Identität. Als erste Erfahrung, sich selbst, die eigene Meinung und eigene Gefühle an die erste Stelle zu setzen, sich dadurch Macht zu verschaffen und dabei zu überleben, ist Abgrenzung jedoch durchaus wertvoll (vgl. Bar-On, 1996 [1989], S. 36).

In einem zweiten Schritt wird die Abgrenzung differenzierter:

> Später diskutiert die Gruppe den Unterschied zwischen der Vergewaltigung durch einen Fremden und dem Missbrauch durch den eigenen Vater (vgl. Hirsch, 1999 [1987]). Bärbel sagt sarkastisch, sie habe »fast Glück« gehabt, von einem *Fremden* vergewaltigt worden zu sein, von dem sie sicher war, er sei ihr Feind, sodass sie sich mit der Anzeige und dem Prozess habe rächen können. Inzestopfer wären dagegen verwirrt über die unbegreifliche »Liebe« ihrer Väter-Täter (vgl. Ferenczi, 1964 [1933]).

Differenzierung – Individualisierung

Ein anderer Bereich der Grenzziehung betrifft die Grenze zwischen Selbst und innerem Objekt. Bernd weiß nicht, »wer wer ist«, ob er Opfer oder Täter ist. Traumatische Gewalt schwächt die Ich-Grenzen aufgrund der

Verwirrung über die Identität des Täters (»Ist es nicht doch der liebende Vater?« »Meint es der Folterer nicht doch im Grunde gut?«) und die eigene Identität (»Habe ich den Vater verführt?« »Bin ich so schlecht, dass es mir recht geschieht?« »Müsste ich nicht nur dem Folterer zu Willen sein, damit er sich endlich in den Retter verwandeln kann?«) Diese Gedanken entsprechen dem verschmelzenden Charakter der unterwerfenden Identifikation mit dem Aggressor nach Ferenczi (vgl. Hirsch, 1996, 1998c).

Innere Grenzen werden durch probeweise Kreuzidentifikation gestärkt oder geschaffen. Gisela ist in der Konfrontation mit Bernds Täterschaft gezwungen zu denken: »In wieweit bin ich nicht selbst auch Täterin durch imitierende Identifikation, um mir eine prekäre Täterin-Macht zu verschaffen?« – real (z.B. Kindern gegenüber) oder in der Fantasie; und ein Gruppenmitglied fragt prompt: »Wie kannst du darüber schweigen, dass du ein Kind nicht geschützt hast?« Die Probeidentifikation mit dem Täter bietet aber auch die Möglichkeit der Abgrenzung: »Habe ich nicht auch konstruktive Macht? *Genauso* wie der Täter muss ich es nicht machen, es muss doch noch Alternativen geben zu dem ohnmächtigen Opfer, das ich einmal war.«

Umgekehrt wird sich der Täter fragen müssen, ob er bei seinem, durch die imitierende, sadistische Identifikation mit dem Aggressor, sozusagen »geliehenen« Selbstbild von Macht bleiben will. Durch die Identifikation mit dem Opfer, das heißt durch die probeweise Übernahme der anderen, masochistischen Identifikation, würde der Täter nämlich die Chance bekommen, eine sonst nie erlebbare Opfer-Identität zu durchleben, um sich dann (erst) von ihr befreien zu können. Denn die bloße Täter-Wiederholung delegiert die für die Trauerarbeit notwendigen Affekte von Schuld, Scham, Angst und Schmerz an die neuen Opfer. Bei dieser Arbeit an den inneren Grenzen in der Beziehung zum komplementären Anderen ist eine ständige Differenzierung von Übertragung bzw. Projektion und dem tatsächlichen So-Sein des Anderen erforderlich. Wo könnte das besser gelingen als in der analytisch arbeitenden Gruppe?

Die Neubestimmung von Täter- und Opfer-Anteilen bedeutet auch die Differenzierung von Schuldgefühl und realer Schuld (Hirsch, 1993c, 2017 [1997]). Beim Opfer überwiegt das unrealistische Schuldgefühl, aber auch bei ihm wird es reale Schuld anzuerkennen geben – Schuld sich selbst und Anderen gegenüber. Umgekehrt wird der Täter nicht umhin können, neben der längst fälligen Anerkennung seiner realen Schuld verborgene Schuldgefühle aufzudecken. Das Entstehen-Lassen des Schamgefühls (Amati, 1990) ist eine Voraussetzung seiner Überwindung: die Scham des Opfers, die einer Beschämung durch den Täter entspricht oder die wohl größere Scham, nicht alles Mögliche getan zu haben, um einen Missbrauch zu verhindern oder selbst zum Täter geworden zu sein. Schuldgefühle zu bearbeiten, Schuldanerkennung und Reue, Schambearbeitung, Angst und aggressive Affekte zu entwickeln und zu verstehen sind die Voraussetzung für Trauerarbeit, für die Ablösung vom inneren traumatischen Objekt, dem »frozen introject« (Giovacchini, 1967), das sozusagen im Affekt »aufgetaut« und erlebbar gemacht werden muss, um sowohl die Opfer- als auch die Täter-Identität hinter sich lassen zu können (Hirsch, 1993c).

Die Kombination psychoanalytisch orientierter Einzel- und Gruppenpsychotherapie in der ambulanten Behandlung[13]

Für Horwitz (1977, S. 401f., 1987) und die meisten Autoren, auf die er sich bezieht, ist es selbstverständlich, Borderline-Patienten neben den Gruppensitzungen auch Einzelsitzungen anzubieten. In Deutschland wird dieses Verfahren offenbar eher in der Klinik als ambulant angewendet. Wenn ich mit einem Patienten eine Einzeltherapie oder -analyse beginne, denke ich nach geraumer Zeit oft, dass für ihn eine Gruppenerfahrung gut wäre; eine Zeit lang könnten sich dann beide Therapieformen überschneiden.

Die analytische Gruppenpsychotherapie erfordert allerdings von einem persönlichkeitsgestörten Patienten, also einem Trauma-Patienten, eine gewisse Fähigkeit, bei den anderen Gruppenmitgliedern Bereiche erleben zu können, die er für sich selbst noch nicht ertragen kann (z. B. autoaggressives Verhalten, aggressive Auseinandersetzungen oder die Bearbeitung von Schuldgefühlen). Weiterhin muss er ein gewisses Maß an Konfrontationen mit eigenen Eigenheiten und Verhaltensweisen (insbesondere auch eigener Ambivalenz) durch die anderen Gruppenmitglieder aushalten können, ohne zu große Angst zu entwickeln und sie deshalb massiv abwehren zu müssen. Vor allem ist aber eine gewisse Schamtoleranz erforderlich. Zu viel paranoide Abwehr, das heißt die Notwendigkeit, alles Gruppengeschehen auf sich selbst zu beziehen bzw. eigene Bereiche nur in den Anderen zu lokalisieren, spricht nicht für die Teilnahme an einer Gruppenpsychotherapie. Wenn also für diese Patienten eine Grup-

---

13 Vgl. Hirsch, M. (2016b). Die Kombination psychoanalytisch orientierter Einzel- und Gruppentherapie in der ambulanten Behandlung. *PdP, 15*(3), 131–139.

penpsychotherapie indiziert ist, sie aber zu große Ängste dabei abwehren müssten, wäre die Kombination aus Einzel- und Gruppentherapie eine Möglichkeit, die Ängste in der simultanen Einzeltherapie aufzufangen und zu bearbeiten.

Die Borderline-Persönlichkeitsstörung ist eine Störung der Wiederannäherungsphase, eine Schwierigkeit der Individuation, das heißt das Problem, aus der frühen, der dyadischen Beziehung *herauszukommen* (Masterson & Rinsley, 1975; vgl. auch Kap. »Traumatisierte Patienten in der Gruppenpsychotherapie« in diesem Buch). Ganz schematisch kann man annehmen, dass ein Verhalten der Mütter internalisiert wurde, die sowohl die Bedürfnisse des Kindes nicht erkennen und adäquat beantworten konnten, als sie auch die Kinder für ihre eigenen Bedürfnisse funktionalisierten, während die Väter mehr oder weniger abwesend waren und für eine Triangulierung nicht zur Verfügung standen. Die Gruppe ist im Prinzip bereits eine Situation der Triangulierung, die Triade *Teilnehmer–gesamte Gruppe–Gruppenleiter* ist bereits als triangulierendes Prinzip wirksam. Erlebt der Patient aber die Gruppe und den Gruppenleiter als nicht getrennt genug, sondern vielmehr als eine bedrohliche Einheit, wird die Kombination von Gruppen- und Einzelsitzungen Triangulierungsfunktion übernehmen müssen.

Borderline-Patienten haben die Tendenz, während der Therapie alternative Objekte zu suchen, um die Entwicklung einer negativen Übertragung aufzufangen und Rückhalt gegen ein verfolgendes oder verschlingendes Objekt zu haben. Sie suchen andere Ärzte auf oder konsultieren andere Therapeuten ohne Absprache (z. B. Volkan & Ast, 1992, S. 143). Sie verwenden aber auch Partner oder die »beste Freundin« als Therapeuten-Äquivalent; insbesondere die »Rückkehr« zu den realen Eltern bedeutet ein Ausweichen vor der Intensität der Übertragung. Eine Bulimie-Patientin sagte: »Ich hatte immer meine Freundinnen, mit denen ich alle Probleme besprochen habe«, also entweder die Probleme, die sie auch in der Therapie ansprach, oder aber die, die sie gerade dort heraushalten wollte. Eine andere Patientin berichtete häufig gleich nach der Sitzung dem Ehemann, sozusagen brühwarm, von ihrer Kritik an der Therapie und ihrer Wut auf den Therapeuten. Deshalb sollte man in den Therapievertrag aufnehmen, dass ungeklärte Bereiche, Ambivalenzen vor wichtigen Entscheidungen und besonders die Beziehungsanteile *innerhalb* der Therapie erst einmal dort geklärt werden sollen, bevor sie *abgeklärt* anderen nahestehenden Menschen mitgeteilt werden.

In der Therapie von Borderline-Patienten kann ein abrupter Umschlag im Objekterleben vom »nur guten« zum »nur bösen« Therapeuten sogar innerhalb einer Sitzung stattfinden. Der Umschlag von der idealisierenden zur entwertenden Qualität der Übertragung kann jederzeit und plötzlich eintreten, es ist wenig geklärt, wie er zustande kommt. Kernberg (1981 [1976], S. 192f.) vermutet, dass Neid und Gier, mit denen das idealisierte Objekt begehrt wird, durch die Projektion dieser Gefühle auf das Objekt in die Angst umschlagen kann, von dem nun verfolgenden Objekt vereinnahmt zu werden, weshalb es fallengelassen werden muss. Das ist die Vorstellung vom Prinzip der negativen therapeutischen Reaktion nach Melanie Klein (1957).

In einer objektbeziehungstheoretischen Auffassung der negativen therapeutischen Reaktion (Hirsch, 2004a, S. 79f., 2013a; vgl. auch Kap. »Negative therapeutische Reaktion als Beziehungskrise« in diesem Buch) lässt sich der Umschlag erklären, wenn man annimmt, dass der zuerst idealisierte Therapeut immer dann zum bösen Objekt wird, wenn die in der Therapie implizit enthaltene Aufforderung, sich von den gewohnten inneren (traumatischen, also »bösen«) Objekten und den entsprechenden Abhängigkeiten zu lösen, zu bedrohlich wird. In größeren Abständen findet ein wellenförmiger Wechsel zwischen Idealisierung und Entwertung statt; beide Beziehungsqualitäten treten zum Teil auch *gleichzeitig* im Sinne der Spaltungsübertragung auf (s. u.). Es kann außerordentlich schwierig sein, diese Formen der Übertragung aufzulösen, wenn sie festgefahren bzw. arretiert sind, und zwar sowohl die Spaltung in den »nur bösen« Therapeuten und alternative »nur gute« Teilobjektbeziehungen außerhalb der Therapie (Übertragungsspaltung) als auch die Spaltungsübertragung (auf einen Therapeuten). Die Folgen sind Stagnation der Therapie oder drohender Therapieabbruch.

Spaltungsübertragung

Der Begriff »Spaltungsübertragung« muss unterschieden werden von dem der »Übertragungsspaltung«. Vamik Volkan (Volkan & Ast, 1992,

S. 47, 109) versteht unter *Spaltungsübertragung* die Übertragung von entgegengesetzten guten und bösen Beziehungsqualitäten, also von positiven und negativen Affekten, gleichzeitig auf *ein* Übertragungsobjekt, das heißt auf *einen* Therapeuten. Es ist, als seien »vier Personen in einem Raum« (ebd., S. 47): der gute Analytiker und der gute Patient und der böse Analytiker und der böse Patient. Die Aufgabe, durch ständige Deutung und insbesondere Klarifikation zu verhindern, dass diese ambitendente und ambivalente Übertragungsqualität nicht in einer unbeweglichen Erstarrung, einer Arretierung verharrt, ist meines Erachtens nicht immer leicht.

Multiple Übertragung

In der *Übertragungsspaltung* dagegen werden die gegensätzlichen Beziehungsqualitäten auf *zwei* Therapeuten verteilt: während der eine das »nur gute« Teilobjekt repräsentiert, wird im anderen das »nur schlechte« erlebt. *Multiple Übertragungen* sind dann im selben Sinne das Erleben noch weiterer Beziehungsqualitäten, verteilt auf verschiedene Therapeuten, wie es zum Beispiel in der therapeutischen Klinik regelmäßig vorkommt. Paul Janssen (1987, S. 126) spricht im Rahmen der stationären Psychotherapie von multidimensionaler Übertragung. Wie bereits erwähnt, können auch Personen außerhalb des therapeutischen Settings sowie Gruppentherapiepatienten natürlich in diesem Sinne mit einbezogen werden.

Hierzu ein erstes Beispiel:

> Eine Borderline-Patientin vom schizoiden, verschlossenen Typ befindet sich in kombinierter Einzel- und Gruppenpsychotherapie bei zwei verschiedenen Therapeuten. Seit langer Zeit sagt sie in der Gruppe nichts mehr, weil sich eine Mutterübertragung auf die ganze Gruppe entwickelt hat. Die Mutterbeziehung ist durch folgende Formel charakterisiert: Die »Mutter« sagt zum Beispiel: »Wir wollen dir doch helfen! Warum bittest du uns denn nicht?« Wenn die Patientin aber um etwas bittet, sagt die »Mutter«: »Aha, da haben wir's, du schaffst es wieder nicht allein!«
>
> Der Einzeltherapeut ist eher in der Position des »guten« Vaters; der Vater hat immer alles für die Patientin getan, ohne eine

Gegenleistung zu fordern. Für den Leistungssport der Patientin in der Adoleszenz hat sich die Mutter nie interessiert, sie ist nie zu den Wettbewerben mitgefahren. Aber wenn die Patientin dort nicht so gut abgeschnitten hat, sagte die Mutter zu Hause: »Na klar, du hast wieder nicht genug trainiert!« Der Vater würde gesagt haben: »Heute war eben nicht dein Tag, macht nichts!« Der Vater ist immer zu den Wettbewerben mitgefahren.

Ein weiteres Beispiel:

Eine Patientin mit großen Schwierigkeiten am Arbeitsplatz hatte ihre Krankschreibung gefälscht und so um einen Tag verlängert. Sie hatte aber ganz vergessen, dass sie am darauffolgenden Tag mit der Mutter verabredet war, um deren Keller zu entrümpeln. Sie wusste nun nicht, was sie machen sollte. Sie hatte Angst, der Mutter abzusagen, aber wenn sie es nicht täte, müsste sie einfach von der Arbeit wegbleiben (die Krankschreibung ist ja dann abgelaufen) und würde große Schwierigkeiten bekommen.

Der Einzeltherapeut weist auf die Schuldgefühle und die Loyalitätsbindung der Mutter gegenüber hin und drängt mit einer gewissen Strenge darauf, dass sie eine für ihre Entwicklung konstruktive Entscheidung fällt, nämlich die, zur Arbeit und nicht zur Mutter zu gehen. Er stellt im Erleben der Patientin eine strenge, aber doch positive Vaterfigur dar, die sie vor den Forderungen der Mutter schützt und ihre Entwicklung fördern möchte.

Die Patientin schildert denselben Konflikt in ihrer Gruppe, einer zurzeit feindlichen Mutterrepräsentanz (die Gruppe wird von einer Therapeutin geleitet), und bekommt dort von den meisten Gruppenmitgliedern prompt zu hören: »Wie kannst du deine Mutter im Stich lassen? Du machst ihr Versprechungen, die du nicht hältst, auch unsere Ratschläge beachtest du nicht. Wir kümmern uns um dich, doch du machst deine eigenen Sachen!«

Die Patientin hat schon über eine Reihe von vorgesetzten Frauen (die Leiterin einer Ballettschule, die Vorgesetzte in einer Putzstelle, die Geschäftsführerin eines Restaurants) gesprochen, die alle mit ihr unzufrieden waren und ihr das ihr zustehende Geld nicht zahlen wollten, nachdem die Jobs nicht mehr zumutbar waren und von der einen oder der anderen Seite gekündigt wurden. Diese Frauen sind böse Mutterfiguren, die ihr nicht nur zu wenig geben, sondern auch noch das Wenige wegnehmen, das ihr zusteht. Die Gruppe und die Gruppentherapeutin reihen sich hier nahtlos ein.

Das Gruppenerleben kann in der Einzelsitzung frühzeitig in diesen Zusammenhang gestellt werden; die Patientin wird nachdenklich und vermutet, es müsse etwas mit ihr zu tun haben, dass sich eine solche Kette gleichartiger Konstellationen hergestellt habe, deren letztes Glied die Gruppe war.

Die Gegenübertragung der Gruppenleiterin ist zu dieser Zeit: Ärger, Enttäuschung, Erleben von Undankbarkeit. Der Einzeltherapeut hat das Gefühl, Grenzen setzen zu müssen, aber im Grunde wohlwollend auf der Seite der Patientin zu stehen.

Zur Indikation

Meines Erachtens profitieren in der früheren oder späteren Kindheit traumatisierte Patienten, die eine narzisstische bzw. Borderline-Persönlichkeitsstörung entwickelt haben, primär eher von einer analytischen Gruppenpsychotherapie. Es kann aber sein, dass die Angst, sich in einer Gruppe deutlicher und unkontrollierter erkennen geben zu müssen und von so vielen Augenpaaren gesehen zu werden (statt von dem einen des Therapeuten), zu groß ist und dass im Zusammenhang damit auch die notwendige Frustrationstoleranz nicht gegeben ist. Solche Patienten spüren unter Umständen sehr genau, dass die Teilnahme an einer Gruppenpsychotherapie für sie günstig wäre, und nehmen das Angebot einer Kombination mit einer Einzelpsychotherapie (im Allgemeinen mit der gleichen Frequenz von je einer Sitzung pro Woche) erleichtert an, wenn sie das Gefühl haben können, auf diese Weise in ihren Gruppenängsten begleitet zu werden. (Gruppenangst ist immer eine Identitätsangst, nämlich die Angst, erkannt und durchschaut zu werden!)

Ein Kriterium, das gegen die Teilnahme an einer Gruppenpsychotherapie spricht, ist das Vorliegen von abgespaltenen Ich-Anteilen, welche die Patienten voraussichtlich in der Gruppe zu fremd, zu einzigartig erscheinen lassen würden, zum Beispiel sexuell deviantes Verhalten, Extremtraumatisierung im Erwachsenenalter (z. B. Vergewaltigung), Täterschaft (z. B. Sexualdelikte). In diesen Fällen spielt auch die zu erwartende zu große Scham, sich in der Gruppe zu öffnen, eine Rolle.

Eine weitere Kontraindikation einer Gruppenpsychotherapie ist das Auftreten dissoziativer Zustände, die zu Selbstbeschädigungen führen (über diese zu berichten, verursacht ebenfalls Scham), das Auftreten von überschwemmenden dissoziativen Ängsten sowie von Intrusionen, für die in der Gruppe kein Raum wäre.

Bei Vorliegen von Suizidalität sollte man wenigstens vorübergehend an begleitende Einzelsitzungen denken, da nicht sicher genug davon ausgegangen werden kann, dass die Suizidgedanken bzw. -pläne genügend Raum in der Gruppe fänden.

Ein Beispiel, bei dem es um Scham und um Triangulierungsbedürfnisse geht:

> Herr T., ein Geschäftsmann um die Vierzig, befindet sich in kombinierter Einzel- und Gruppenpsychotherapie, der Einzeltherapeut ist männlich, die Gruppe wird von einer Therapeutin geleitet.
>
> Der Kern seiner Psychodynamik lag in der aussichtslosen Rivalität mit einem Halbbruder aus der ersten Ehe der Mutter, dessen Vater im Krieg als Pilot beim Absturz seines Kampfflugzeuges als Held umkam. Nach dem Krieg heiratete die Mutter einen Mann, der dem Vergleich mit dem »Helden« in keiner Weise standhielt, ebenso wenig, wie sich der Patient mit dem Halbbruder messen konnte.
>
> Ein anderer Gruppenpatient will die Therapie beenden. Während der Trennungsbearbeitung berichtet er von einem Traum, in dem er mit Herrn T. und der Therapeutin zusammen war. Die Therapeutin interpretiert, dass es sich um ein Dreieck von Vater, Mutter und Sohn handele; der Sohn sei Herr T.
>
> In der Einzelsitzung äußert Herr T. seine heftige Wut darüber, dass die Gruppentherapeutin ihn zum Sohn gemacht habe und er sich nicht dagegen wehren könne. Denn er könne in der Gruppe nichts sagen, da er sich extrem schäme, gerade wegen seiner Ohnmacht: »Als ob meine Mutter mich zum Ersatzsohn, äh, nein,

> Ersatzmann, ja doch, Ersatzmann machen würde.« (Hierbei handelt es sich um eine Verdichtung: Der Vater konnte den ersten Mann der Mutter nicht ersetzen und der Patient nicht den Halbbruder, aber er konnte den von der Mutter entwerteten eigenen Vater, also den Ersatzmann, ersetzen und der ödipale Sohn möchte auch ein Ersatzmann sein.)
>
> Herr T. sagt, er könnte in der letzten Zeit einfach losheulen, wenn er allein sei; ansonsten würde er schon funktionieren. Er schäme sich hauptsächlich, dass er immer das Gefühl oder die Fantasie habe, dass die Mutter ihn aufbaue, ihn irgendwann einmal besser fände als den Halbbruder, vielleicht sogar besser als den ersten Mann; im Vergleich zu seinem eigenen Vater rechne er sich noch am meisten Chancen aus. Aber dann stelle er fest, dass die Mutter ihn nur benutzt habe als Ratgeber in alltäglichen Dingen, dafür sei er gut genug gewesen, genau wie er sich in der Gruppe als »Wasserträger« für die anderen Teilnehmer vorkomme, die dann doch irgendwie mehr akzeptiert würden.
>
> In der Einzeltherapie fühle er sich mehr verstanden, aber, wenn er ehrlich sei, könne er den Therapeuten nicht ganz ernst nehmen, er habe das unbestimmte Gefühl, dass er nicht so kompetent sei.

Eine Kommunikation zwischen der Gruppentherapeutin und dem Einzeltherapeuten würde eine Brücke bilden, welche die beiden noch doppelt gespaltenen Situationen – eine idealisierte und eine ignorante Mutter-Repräsentanz sowie ein verständnisvoller, aber inkompetenter »Vater« – verbinden kann, und da die Bilder aus der jeweils anderen Situation sich dann in den Köpfen sowohl der Gruppentherapeutin als auch des Einzeltherapeuten abbilden, kann über kurz oder lang die Spaltung integrativ überwunden werden. Auf die Wichtigkeit, dass beide sich jederzeit über den Patienten austauschen können, komme ich noch zurück.

Die bisher genannten Faktoren können auch gut in der kombinierten Einzel- und Gruppenpsychotherapie mit nur *einem* Therapeuten gehandhabt werden, unter Umständen sogar noch besser, da die Integration der abgespaltenen Ich-Bereiche, die zuerst in der Einzelsituation geäußert werden können, in das Gruppengeschehen durch denselben Therapeuten besser gefördert werden kann. Übrigens eignet sich diese Kombination beider Therapien besonders für Patienten, die in der Einzeltherapie dazu neigen, die Sitzung mit endlosen Berichten über alltägliche Erlebnisse zu füllen, denn sie werden nun, da sie gleichzeitig an einer Gruppentherapie teilnehmen, die Einzelsitzungen mit ihren Erlebnissen *aus der Gruppe* füllen, wobei der Therapeut, der ja beide Situationen kennt, die Bedeutung der Erlebnisse und die Beteiligung des Patienten sehr viel besser einschätzen kann.

Omnipotente Objektmanipulation

Ein weiteres Symptomverhalten, das manche Borderline-Patienten mit einem übergroßen Kontrollbedürfnis zeigen, ist das der omnipotenten Objektmanipulation (Khan, 1977 [1969]). Diese Patienten müssen ständig Nähe und Distanz in Beziehungen eigenmächtig regulieren und zum Beispiel Formen der sexuellen Promiskuität agieren, in denen sie stets den aktiven bzw. beherrschenden Part spielen.

In diesen Bereich gehören meines Erachtens die Ess-Störungen vom adoleszenten Typ, insbesondere die Bulimie, aber auch die Anorexie. Für die jugendliche Anorektikerin ist der magere Körper eine selbst geschaffene »Anti-Mutter« oder »Nicht-Mutter«, die sie gleichwohl nicht verlässt (vgl. Hirsch, 1998 [1989c]). Die Bulimie-Patientin erschafft sich in Zuständen unerträglicher Leere bzw. körperlich-seelischer Spannungen mit dem Fressanfall durch die Nahrung ein mütterliches Objekt, das sie anfangs idealisiert und noch zu beherrschen meint, also ein »gutes« Objekt, das sich aber schon gleich nach der Fressattacke ihrer Kontrolle entzieht und sich verselbstständigt. Wenn es einverleibt, inkorporiert ist, schlägt es in seiner Qualität vollends um, es ist dann ein »nur böses« mütterliches Objekt, das durch Invasion von innen, durch Infiltration mit dem eigenen (Körper-)Selbst zu verschmelzen droht. Deshalb muss es unter allen Umständen wieder aus dem Körper entfernt und aus eigener Kraft unschädlich gemacht werden, um das Selbst zu retten.

Ein solches Erleben eines abrupten Wechsels, eines Oszillierens der Objektqualität zwischen »nur gut« und »nur böse«, wird auch in Beziehungen (das bulimische Agieren kann man geradezu als Bebilderung der Beziehungsschicksale der Borderline-Persönlichkeitsstörung ansehen) und eben auch in der therapeutischen Beziehung erlebt. Für diese Patienten ist es stets erforderlich, dass sie das Gefühl der Beherrschbarkeit und der Regulierung der Beziehung, notfalls durch deren Abbruch, behalten.

Essgestörten Patienten, besonders Bulimie-Patientinnen (oder auch Bulimie-Patienten), wird von vornherein eine kombinierte Einzel- und Gruppenpsychotherapie bei zwei verschiedenen Therapeuten vorgeschlagen (vgl. Hirsch, 1990) und der Grund dafür in den Vorgesprächen erklärt. Es ist nämlich bei diesem Krankheitsbild sehr wahrscheinlich, dass über kurz oder lang die therapeutische Einzelbeziehung als so negativ erlebt wird, dass sie nicht mehr ausgehalten werden kann und ein Therapieabbruch droht. Wenn nun aber eine zweite Therapiesituation, also eine alternative therapeutische Gruppenbeziehung, gleichzeitig zur Verfügung steht, die jedoch nicht so negativ erlebt wird, dann kann dort die andere, bedrohliche Beziehung besprochen und verstanden werden, wodurch die Chance, dass ein Therapieabbruch vermieden werden kann, hoch ist.

> Eine extrem magersüchtige Patientin, mit der ich eine heftige Auseinandersetzung wegen der Einhaltung ihrer Einzeltermine hatte, fing in der Gruppentherapie, in der sie bisher meist geschwiegen hatte, an zu sprechen, und zwar über den Streit mit mir.
>
> Dann sagt sie zu mir: »Am Montag hat ja erstmals Ihr Therapiekonzept gegriffen, wenn ein Teil der Therapie negativ ist, ist der andere positiv.« – »Wie Vater und Mutter«, sage ich (Hirsch, 2010, S. 224).

Aber auch wenn die kombinierte Einzel- und Gruppenpsychotherapie von nur einem Therapeuten übernommen wird, können durchaus Spaltungsübertragungen (bzw. Übertragungsspaltungen) auftreten. Hans Willenberg (1987) hat bemerkt, dass derselbe Therapeut in der Einzel- und in der Gruppensituation jeweils völlig unterschiedlich wahrgenommen werden kann. In der Einzelsitzung kann er, da er den Patienten auch mehr unterstützt, eher positiv mütterlich erlebt werden, während er in der Gruppe, in der er (besonders mit den anderen Patienten) mehr konfrontativ und begrenzend arbeitet, mehr wie ein zu strenger, Angst erzeugender Vater wirkt. Das Containing der abgespaltenen Bereiche, die dem traumatischen Introjekt und seinen Wirkungen entsprechen, wird also zuerst in der Einzeltherapie vom Therapeuten geleistet, danach erfolgt die Integration dann schrittweise auch in der Gruppensituation.

Dabei können folglich auch die Gegenübertragungsqualitäten in den beiden Situationen jeweils ganz verschieden sein, und die Aufgabe des Therapeuten ist es dann, einen manchmal schwer erträglichen »Hiatus« auszuhalten, der dadurch entsteht, dass der Patient in beiden Situationen völlig unterschiedlich agiert. Das geht unter Umständen bis zur Unehrlichkeit oder Verlogenheit, wenn der Patient der Gruppe ganze Bereiche vorenthält, von denen der Therapeut aber bereits aus den Einzelsitzungen weiß.

Zum Beispiel kann eine Patientin in der Einzelsitzung von einer völligen Dekompensation am Wochenende und einem Rückfall in ihr schweres Selbstbeschädigungsagieren berichten und dem Therapeuten gegebenenfalls die zerschnittenen Unterarme zeigen, während sie in der Gruppe die Co-Therapeutin spielt, den anderen Teilnehmern hilfreiche oder sogar konfrontative Fragen stellt, sich dabei selbst aber ganz heraushält und sozusagen die Arme unter langen Ärmeln verbirgt.

Natürlich ist es erforderlich, diesen Hiatus eine Zeit lang auszuhalten, aber dann wird der Therapeut in geeigneter und auch in begrenztem Maße Scham und Angst *erzeugender* Weise die Bereiche, von denen er in der Einzelsitzung erfahren hatte, in der Gruppe zur Sprache bringen.

Zwei Therapeuten

Die gleichzeitige Beziehung zu zwei verschiedenen Therapeuten erlaubt ein weitergehendes Auseinanderhalten der Persönlichkeitsanteile des Patienten, die sich in den jeweils unterschiedlichen Übertragungsbeziehungen äußern. Wenn der eine Therapeut gewährend und unterstützend handelt, kann der andere eher fordern und konfrontieren. Das grenzenlos annehmende Verhalten des einen Therapeuten ist leichter möglich, wenn der andere Grenzen setzt. Dann kann der eine Therapeut umso eher aufgrund seiner Gegenübertragung kontrolliert agieren, auch im psychodramatischen Sinne des In-Szene-Setzens, als der andere den Bericht darüber verständnisvoll relativierend bearbeiten kann. Das Moment der

Triangulierung wird besonders wichtig, wenn der eine Therapeut (oder die ganze Gruppe) als zu einengend, überstülpend oder überfürsorglich erlebt wird.

Es ist unbedingt erforderlich, dass ein ständiger Austausch zwischen den beteiligten Therapeuten stattfindet. Dafür ist es wünschenswert, dass beide dieselbe theoretisch-wissenschaftliche Sprache sprechen, sich also zwanglos verständigen können, und dass sie sich regelmäßig sehen (z. B. in einer gemeinsamen Intervisionsgruppe), damit der Austausch nicht etwa auf Telefonkontakte in Notfällen beschränkt bleibt. Die Gegenübertragungsgefühle können bei beiden Therapeuten natürlich völlig entgegengesetzt sein, entsprechend den augenblicklichen Objektqualitäten im Erleben des Patienten. Die Gegenübertragung kann gerade bei Bulimie-Patientinnen (aufgrund der Manipulation, deren »Opfer« die Therapeuten sind) einerseits von übermäßigen mütterlichen Gefühlen (zu füttern und endlos da zu sein) bestimmt sein und andererseits von starken Bestrebungen, in einen Machtkampf einzusteigen, aggressiv zu konfrontieren oder die Therapie sogar beenden zu wollen.

In dieser Auseinandersetzung der beiden Therapeuten über ihre verschiedenen Gegenübertragungsgefühle, das heißt die Repräsentanzen der verschiedenen Objektbeziehungsanteile, liegt das Kernstück der therapeutischen Wirksamkeit für den Borderline-Patienten, denn hier findet die Integration der bisher unbedingt gespaltenen Teilobjektrepräsentanzen statt.

Für die stationäre Psychotherapie haben das A.-J. Arfsten und Sven Olaf Hoffmann (1978) schon vor einiger Zeit formuliert: »Die Gruppe der Therapeuten [fügt] durch ihre ständige Kommunikation das zusammen, was der Patient trennt bzw. spaltet« (ebd., S. 236). Und ebenso, wie es innerhalb der Teams in den Kliniken manchmal affektiv hoch hergeht, wird sich auch die Auseinandersetzung der an der ambulanten kombinierten Einzel- und Gruppenpsychotherapie beteiligten Therapeuten nicht auf einen bloßen Informationsaustausch beschränken, sondern die jeweils komplementären Gegenübertragungsgefühle werden durchaus in die Auseinandersetzung einfließen. Dabei können die beteiligten Therapeuten heftige Aggressionen entwickeln, die einer Gegenübertragungsinszenierung entsprechen, die sozusagen eine Entäußerung der verborgenen destruktiven Anteile des Patienten sind. Beispielsweise müssen die konträren

Ansichten über die Notwendigkeit einer Klinikeinweisung tatsächlich geklärt werden, bis ein gemeinsamer Kompromiss oder Konsensus erreicht wird, wenn auf der einen Seite eine übergroße unreflektierte Abschiebetendenz vielleicht auf unerkannten Gegenübertragungsgefühlen beruht und auf der anderen Seite eine überfürsorgliche »mütterliche« Haltung besteht. Die erst einmal rational begründeten, diametralen Ansichten über den gleichen Patienten lösen ebenso entgegengesetzte Gefühle aus, die ausgetragen werden sollten.

Warum nicht Gruppenpsychotherapie allein?

Man könnte denken, dass die Gruppenpsychotherapie allein, in der natürlich auch Übertragungsspaltungen und multiple Übertragungen stattfinden, eigentlich für das Spaltungsbedürfnis der borderline-persönlichkeitsgestörten Patienten ausreichen müsste. Den Vorteil der multilateralen Übertragungsbeziehungen der Gruppenmitglieder untereinander haben zum Beispiel Sigmund Foulkes und James Anthony (1957, S. 249) sowie León Grinberg, Marie Langer und Emilio Rodrigué (1960 [1957], S. 164) schon früh gesehen. Es muss also einen Unterschied geben zwischen den Übertragungen auf die Gruppenmitglieder und den Übertragungen auf den Therapeuten. In der Gruppe finden zwar multiple Übertragungen statt, im Großen und Ganzen muss man aber sagen, dass es sich, was die Entwicklung der lang dauernden Beziehungen untereinander angeht, eher um Geschwisterübertragungen handelt. Dagegen erscheinen Elternübertragungen eher als vorübergehende Übertragungsmanifestationen; deshalb wird man häufig Sätze hören wie: »Du redest wie meine Mutter!«

Es kommt auch vor, dass die Gruppe und der Therapeut als eine Einheit erlebt werden, sozusagen völlig gleichgeschaltet. Entweder wird dann in der Übertragung eine glückliche, heile Familie erlebt, eine Familie der »Richtigen«, der »Gesunden«, zu der man nicht gehört, oder die Gruppe ist im Erleben des paranoiden Außenseiters dem Therapeuten völlig hörig – wie eine Sekte dem Guru. In solchen Fällen wird keine Differenzierung von Übertragungsqualitäten in der Beziehung zu einzelnen, unterschiedenen Gruppenmitgliedern und ihrem Therapeuten in der

Gruppe möglich sein, im Gegensatz dazu aber oft in der doch getrennter erlebten Einzelsituation.

Der Hauptgrund für das Überwiegen der Geschwisterübertragung liegt an der *fehlenden Asymmetrie* zwischen den Gruppenmitgliedern, die sich untereinander auf der gleichen Ebene befinden, alle berichten gleichermaßen über ihre intimen Bereiche (oder können bzw. sollen es jedenfalls), während die Beziehung zum Therapeuten asymmetrisch bleibt, sodass ein Gefälle wie zwischen Eltern und Kindern von vornherein gegeben ist.

Nachteile der kombinierten Einzel- und Gruppenpsychotherapie

Probleme der kombinierten Einzel- und Gruppenpsychotherapie mit nur *einem* Therapeuten (sowohl in der Einzel- als auch in der Gruppentherapie) bestehen natürlich einerseits in den Verwicklungen der verschiedenen Übertragungsqualitäten, auf deren Bearbeitung von vornherein genau geachtet werden müsste, und andererseits in der Entstehung von Neid auf die Einzeltherapie und Eifersucht auf die besondere Beziehung der anderen Gruppenmitglieder zum Therapeuten, von denen sich vielleicht der eine oder die andere – nicht jedoch alle – in derselben, als bevorzugt erlebten Situation der kombinierten Therapie befinden dürften. Auch hier muss der Therapeut auf die kleinsten Anzeichen solcher Gefühle, die ja auch nicht immer direkt geäußert werden, achten und sie selbst, manchmal auch nur auf eine Vermutung hin, einbringen, wobei er seine Schuldgefühle den weniger bevorzugten Gruppenmitgliedern gegenüber überwinden muss.

Eine Hauptgefahr der kombinierten Einzel- und Gruppenpsychotherapie besteht darin, dass der Patient sich in der Gruppe nicht (mehr) öffnet, sondern Distanz hält (Horwitz, 1977, S. 420), weil er sich zu sehr als Auserwählten des Therapeuten erlebt. Anzeichen einer solchen arroganten Geschwisterrivalität müssen vom Therapeuten erwartet und aufmerksam beobachtet werden, um sie ohne weitere Rücksicht zu bearbeiten und aufzulösen. Wenn der Patient erwägt, den Gruppenanteil der kombinierten Therapie zu beenden und nur die Einzeltherapie weiterzuführen, sollte der Therapeut misstrauisch werden und nach Gründen dafür suchen, ob ein solcher Wunsch nicht der Aufrechterhaltung der als etwas Besonderes fantasierten, exklusiven Beziehung zum Therapeuten dienen soll. Im Allgemeinen ist die umgekehrte Reihenfolge wünschenswert: Die Beendigung der mehr stützenden, begleitenden Einzeltherapie bei fortbestehender Gruppentherapie würde noch lange Raum für die Entwicklung von Autonomie und für selbst erstrittene Emanzipation in der Gruppe lassen.

Schlussbemerkung

Der Sinn der kombinierten Einzel- und Gruppenpsychotherapie besteht meines Erachtens einerseits in der Erleichterung der Bearbeitung abgespaltener, extrem negativer Objektanteile des Patienten, also Anteile der übermäßigen Aggression, die das Objekt zu töten droht, oder Anteile der übermäßigen Angst, vom Objekt verschlungen zu werden, sowie andererseits in der Bearbeitung eines archaischen Über-Ichs, das Aggression und Trennungsbestrebungen mit übermäßigen Schuldgefühlen ahndet. Die kombinierte Therapie hat also eine besondere Triangulierungsfunktion und begegnet einem bei Borderline-Patienten häufig vorliegenden Mangel an triangulierender Vaterbeziehung. Wird das Therapeutenpaar als gleichgeschaltete Einheit übermächtig erlebt, dann hilft die Gruppe, die beiden Therapeuten nach und nach realistischer zu sehen. Dazu tragen die Therapeuten selbst durch ihre Fähigkeit bei, sich (auch heftig) auseinanderzusetzen. Gerade die Erfahrung der Differenziertheit und Gegensätzlichkeit ist, ohne dass die gefährdeten Beziehungen beendet werden müssen, entwicklungsfördernd.

Literatur

Adorno, T.W. (1928). Schubert. In ders., *Musikalische Schriften. Band IV: Moments musicaux. Impromptus* (S. 18–33). Frankfurt/Main: Suhrkamp.

Amati, S. (1977). Reflexionen über die Folter. *Psyche, 31*(3), 228–245.

Amati, S. (1990). Die Rückgewinnung des Schamgefühls. *Psyche, 44*(8), 724–740.

Amigorena, H. & Vignar, M. (1979 [1977]). Zwischen Außen und Innen: Die tyrannische Instanz. Zeugnis zweier südamerikanischer Psychoanalytiker. *Psyche, 33*(7), 610–619.

Anonyma (1988). *Verführung auf der Couch. Eine Niederschrift.* Freiburg/Br.: Kore.

Anzieu, D. (1991 [1985]). *Das Haut-Ich.* Frankfurt/Main: Suhrkamp.

Arfsten, A.-J. & Hoffmann, S.O. (1978). Stationäre psychoanalytische Psychotherapie als eigenständige Behandlungsform. *Prax. Psychother. Psychosom., 23,* 233–245.

Asch, S.S. (1976). Varieties of negative therapeutic reaction and problems of technique. *J. Am. Psychoanal. Ass., 24*(2), 383–407.

Atwood, G.E. & Stolorow, R.D. (1984). *Structures of Subjectivity. Explorations in Psychoanalytic Phenomenology and Contextualism.* Hillsdale (NJ): Analytic Press.

Augerolles, J. (1989). *Mon analyste et moi. Journal.* Paris (FR): Lieu commun.

Augerolles, J. (1991 [1989]). *Mein Analytiker und ich. Tagebuch einer verhängnisvollen Beziehung.* Frankfurt/Main: Fischer.

Balint, A. (1966 [1939]). Liebe zur Mutter und Mutterliebe. In M. Balint, *Die Urformen der Liebe und die Technik der Psychoanalyse* (S. 116–135). Bern (CH): Huber und Stuttgart: Klett-Cotta.

Balint, M. (1966 [1937]). Frühe Entwicklungsstadien des Ichs. Primäre Objektliebe. In ders., *Die Urformen der Liebe und die Technik der Psychoanalyse* (S. 93–115). Bern (CH): Huber und Stuttgart: Klett-Cotta.

Bar-On, D. (1996 [1989]). *Die Last des Schweigens. Gespräche mit Kindern von Nazi-Tätern.* Reinbek bei Hamburg: Rowohlt.

Barthes, R. (1988 [1977]). *Fragmente einer Sprache der Liebe.* Frankfurt/Main: Suhrkamp.

Bates, C.M. & Brodsky, A.M. (1990 [1989]). *Eine verhängnisvolle Affäre oder Sex in the Therapy Hour*. Paderborn: Junfermann.

Becker, D. (1990). Ohne Haß keine Versöhnung. Aus der therapeutischen Arbeit mit Extremtraumatisierten in Chile. In E. Herdieckerhoff, D. von Ekesparre, R. Elgeti & C. Marahrens-Schürg (Hrsg.), *Hassen und Versöhnen. Psychoanalytische Erkundungen* (S. 107–120). Göttingen: Vandenhoeck & Ruprecht.

Berner, W. & Preuss, W.F (2002). Gruppentherapie für Männer mit pädophilen Tendenzen. *Gruppenpsychother. Gruppendyn., 38*(3), 255–280.

Bion, W.R. (1967 [1962]). A Theory of Thinking. In ders., *Second Thoughts. Selected Papers on Psychoanalysis* (S. 110–119). London (UK): Heinemann.

Bion, W.R. (1990 [1962]). *Lernen durch Erfahrung*. Frankfurt/Main: Suhrkamp.

Bittner, G. (1986). Vernachlässigt die Psychoanalyse den Körper? *Psyche, 40*(8), 709–734.

Blum, H. (1986). The concept of the reconstruction of trauma. In A. Rothstein (Hrsg.), *The Reconstruction of Trauma. Its Significance in Clinical Work* (S. 7–28). Madison (CT): International Universities Press.

Boesch, E.E. (2021). *Musik, Sprache und die Sehnsucht nach dem Paradies. Ausgewählte Schriften zur Handlungs- und Kulturpsychologie*. Gießen: Psychosozial-Verlag.

Bohleber, W. (2000). Die Entwicklung der Traumatheorie in der Psychoanalyse. *Psyche, 54*(9–10), 797–839.

Bolognini, S. (1994). Transference: Erotised, erotic, loving, affectionate. *Int. J. Psychoanal., 75*(1), 73–86.

Boyer, L.B. (1997). The verbal squiggle game in treating the seriously disturbed patient. *Psychoanal. Q., 66*(1), 62–81.

Brazelton, T.B. & Cramer, B.G. (1991 [1989]). *Die frühe Bindung. Die erste Beziehung zwischen dem Baby und seinen Eltern*. Stuttgart: Klett-Cotta.

Bregman Ehrenberg, D. (1996 [1992]). *Jenseits der Wörter. Zur Erweiterung der psychoanalytischen Interaktion*. Stuttgart: Klett-Cotta.

Briere, J. (1989). *Therapy for Adults Molested as Children. Beyond Survival*. New York (NY): Springer.

Coen, S.J. (1994). Barriers to love between patient and analyst. *J. Am. Psychoanal. Ass., 42*(4), 1107–1135.

Cremerius, J. (1988). Aus gegebenem Anlaß. Abstinenz – Maxime und Realität. In Anonyma, *Verführung auf der Couch* (S. 166–190). Freiburg/Br.: Kore.

Deutsch, F. (1924). Zur Bildung des Konversionssymptoms. *Int. Z. Psychoanal., 10*, 380–392.

Deutsch, H. (1926). Okkulte Phänomene während der Psychoanalyse. *Imago, 12*(2–3), 418–433.

Dornes, M. (2004). Über Mentalisierung, Affektspiegelung und die Entwicklung des Selbst. *Forum Psychoanal., 20*(2), 175–199.

Eckert, J., Dulz, B. & Makowski, C. (2000). Die Behandlung von Borderline-Persönlichkeitsstörungen. *Psychotherapeut, 45*(5), 271–285.

Ehlert, M. & Lorke, B. (1988). Zur Psychodynamik der traumatischen Reaktion. *Psyche, 42*(6), 502–532.

Eissler, K. R. (1968). Weitere Bemerkungen zum Problem der KZ-Psychologie. *Psyche, 22*(6), 452–463.

Faimberg, H. & Corel, A. (1991). Wiederholung und Überraschung. Ein klinischer Zugang zur Notwendigkeit der Konstruktion und ihrer Gültigkeit. *Jahrb. Psychoanal.*, Band 28, 50–70.

Fairbairn, W. R. D. (1952). *Psychoanalytic Studies of the Personality*. London (UK): Tavistock.

Fairbairn, W. R. D. (2000 [1952]). *Das Selbst und die inneren Objektbeziehungen. Eine psychoanalytische Objektbeziehungstheorie*. Gießen: Psychosozial-Verlag.

Fenichel, O. (1977 [1929]). Über organlibidinöse Begleiterscheinungen der Triebabwehr. In J. Grunert (Hrsg.), *Körperbild und Selbstverständnis. Psychoanalytische Beiträge zur Leib-Seele-Einheit* (S. 33–55). München: Kindler.

Ferenczi, S. (1964 [1919a]). Zur psychoanalytischen Technik. In ders., *Bausteine zur Psychoanalyse. Band II: Praxis* (2. Aufl., S. 38–54). Bern (CH) und Stuttgart: Huber.

Ferenczi, S. (1964 [1919b]). Hysterische Materialisationsphänomene. Gedanken zur Auffassung der hysterischen Konversion und Symbolik. In ders., *Bausteine zur Psychoanalyse. Band III: Arbeiten aus den Jahren 1908–1933* (2. Aufl., S. 129–147). Bern (CH) und Stuttgart: Huber.

Ferenczi S. (1964 [1931]). Kinderanalysen mit Erwachsenen. In ders., *Bausteine zur Psychoanalyse. Band III: Arbeiten aus den Jahren 1908–1933* (2. Aufl., S. 490–510). Bern (CH) und Stuttgart: Huber.

Ferenczi, S. (1964 [1932]). Fragmente und Notizen IV. In ders., *Bausteine zur Psychoanalyse. Band IV: Gedenkartikel, Kritiken und Referate, Fragmente, Bibliographie, Sachregister* (2. Aufl., S. 258–294). Bern (CH) und Stuttgart: Huber.

Ferenczi, S. (1964 [1933]). Sprachverwirrung zwischen den Erwachsenen und dem Kind. In ders., *Bausteine zur Psychoanalyse. Band III: Arbeiten aus den Jahren 1908–1933* (2. Aufl., S. 511–525). Bern (CH) und Stuttgart: Huber.

Ferenczi, S. (1985). *Journal clinique*. Paris (FR): Payot.

Ferenczi, S. (1988 [1985]). *Ohne Sympathie keine Heilung. Das klinische Tagebuch von 1932*. Frankfurt/Main: Fischer.

Ferro, A. (2002). Interpretation, Dekonstruktion, Erzählung oder die Beweggründe von Jaques. *Psyche, 56*(1), 1–19.

Finger-Trescher, U. (1991). *Wirkfaktoren in der Einzel- und Gruppenanalyse*. Stuttgart-Bad Cannstatt: frommann-holzboog.

Finkelhor, D. (1986). *A Sourcebook on Sexual Child Abuse*. Beverly Hills (CA), London (UK) und Neu Delhi (IN): Sage.

Fliess, R. (1961). *Ego and Body Ego. Contributions to Their Psychoanalytic Psychology*. New York (NY): International Universities Press.

Fonagy, P. & Target, M. (2001 [2000]). Mit der Realität spielen. Zur Doppelgesichtigkeit psychischer Realität von Borderline-Patienten. *Psyche, 55*(9–10), 961–995.

Fonagy, P., Gergely, G., Jurist, E.L. & Target, M. (2004 [2002]). *Affektregulierung, Mentalisierung und die Entwicklung des Selbst*. Stuttgart: Klett-Cotta.

Foulkes, S.H. (1964). *Therapeutic Group Analysis*. London (UK): Allan & Unwin.

Foulkes, S.H. & Anthony E.J. (1957). *Group Psychotherapy. The Psychoanalytic Approach*. London (UK): Penguin Books.

Freud, A. (1951). Observations of child development. *Psychoanal. Study Child, 6*(1), 18–30.

Freud, A. (1952). A connection between the states of negativism and of emotional surrender. *Int. J. Psychoanal., 33*, 265.

Freud, A. (1980 [1936]). Das Ich und die Abwehrmechanismen. In dies., *Die Schriften der Anna Freud. Band 1: 1922–1936* (S. 193–355). München: Kindler.

Freud, S. (1896c). Zur Ätiologie der Hysterie. In *GW I*, S. 425–549.

Freud, S. (1900a). Die Traumdeutung. In *GW II/III*, S. 1–642.

Freud, S. (1905c). Der Witz und seine Beziehung zum Unbewußten. *GW VI*.

Freud, S. (1910k). Über »wilde« Psychoanalyse. In *GW VIII*, S. 118–125.

Freud, S. (1912e). Ratschläge für den Arzt bei der psychoanalytischen Behandlung. In *GW VIII*, S. 376–387.

Freud, S. (1914c). Zur Einführung des Narzißmus. In *GW X*, S. 137–170.

Freud, S. (1914g). Erinnern, Wiederholen und Durcharbeiten. In *GW X*, S. 126–136.

Freud, S. (1915a). Bemerkungen über die Übertragungsliebe. In *GW X*, S. 306–321.

Freud, S. (1916d). Einige Charaktertypen aus der psychoanalytischen Arbeit. In *GW X*, S. 364–391.

Freud, S. (1916–1917g [1915]). Trauer und Melancholie. In *GW X*, S. 428–446.

Freud, S. (1918b [1914]). Aus der Geschichte einer infantilen Neurose. In *GW XII*, S. 27–157.

Freud, S. (1921c). Massenpsychologie und Ich-Analyse. In *GW XIII*, S. 71–161.

Freud, S. (1923b). Das Ich und das Es. In *GW XIII*, S. 237–289.

Freud, S. (1925i). Einige Nachträge zum Ganzen der Traumdeutung. c) Die okkulte Bedeutung des Traumes. In *GW I*, S. 569–573.

Freud, S. (1926d). Hemmung, Symptom und Angst. In *GW XIV*, S. 111–205.

Freud, S. (1927d). Der Humor. In *GW XIV*, S. 383–389.

Freud, S. (1930a). Das Unbehagen in der Kultur. In *GW XIV*, S. 419–505.

Freud, S. (1933a). Neue Folge der Vorlesungen zur Einführung in die Psychoanalyse. *GW XV*.

Freud, S. (2010). *Unterdeß halten wir zusammen. Briefe an die Kinder*. Berlin: Aufbau Verlag.

Freud, S. & Abraham, K. (2009). *Sigmund Freud/Karl Abraham. Briefwechsel 1907–1925. Vollständige Ausgabe. Band 1: 1907–1914*. Wien: Turia + Kant.

Fromm-Reichmann, F. (1959 [1950]). *Intensive Psychotherapie. Grundzüge und Technik*. Stuttgart: Hippokrates.

Gabbard, G.O. (1991). Psychodynamics of sexual boundary violations. *Psychiatric Annals, 21*(11), 651–655.

Gabbard, G.O. (1994). Sexual excitement and countertransference love in the analyst. *J. Am. Psychoanal. Ass., 42*(4), 1083–1106.

Gabbard, G.O. (1995). Gegenübertragung. Die Herausbildung einer gemeinsamen Grundlage. *Psyche, 53*(9–10), 972–990.

Gedo, J.E. (1993). Psychoanalytische Interventionen. Überlegungen zur Form. *Psyche, 47*(2), 130–147.

Geißler, P. (2014). Implizites Beziehungswissen. In W. Mertens (Hrsg.), *Handbuch psychoanalytischer Grundbegriffe* (S. 414–419). München: Kohlhammer.

Gill, M.M. (1996 [1982]). *Die Übertragungsanalyse. Theorie und Technik.* Frankfurt/Main: Fischer.

Giovacchini, P.L. (1967). The frozen introject. *Int. J. Psychoanal., 48*(1), 61–67.

Gorkin, M. (1985). Varieties of sexualized countertransference. *Psychoanal. Rev., 72*(3), 421–440.

Green, A. (1975). Analytiker, Symbolisierung und Abwesenheit im Rahmen der psychoanalytischen Situation. *Psyche, 29*(6), 503–541.

Grimaud, H. (2005 [2003]). *Wolfssonate*. München: Blanvalet.

Grinberg, L., Langer, M. & Rodrigué, E. (1960 [1957]). *Psychoanalytische Gruppentherapie. Praxis und theoretische Grundlagen*. Stuttgart: Klett-Cotta.

Grotjahn, M. (1974 [1957]). *Vom Sinn des Lachens. Psychoanalytische Betrachtungen über den Witz, den Humor und das Komische.* München: Kindler.

Grotjahn, M. (1979 [1977]). *Analytische Gruppenpsychotherapie. Kunst und Technik.* München: Kindler.

Grunert, J. (1989). Intimität und Abstinenz in der psychoanalytischen Allianz. *Jahrb. Psychoanal.*, Band 25, 203–235.

Grunert, U. (1979). Die negative therapeutische Reaktion als Ausdruck einer Störung im Loslösungs- und Individuationsprozess. *Psyche, 33*(1), 1–28.

Gutwinski-Jeggle, J. (1995). Zum Verhältnis von Gegenübertragung und projektiver Identifikation. *Luzifer-Amor, 8*(15), 61–83.

Gutwinski-Jeggle, J. (2001). Sich begegnen und sich verfehlen im Sprachraum des psychoanalytischen Prozesses. *Z. psychoanal. Theorie Praxis, 16*(1), 37–56.

Heimann, P. (1950). On countertransference. *Int. J. Psychoanal., 31*, 81–84.

Henningsen, F. (1993). »In diese Hölle will ich nicht gehen.« Zur Psychoanalyse eines Homosexuellen mit latenter Perversion. *Z. psychoanal. Theorie Praxis, 8*(4), 374–388.

Hess-Liebers, W. (1999). Erfahrungen mit Körper-Empathie. Ein Bericht aus der psychoanalytischen Praxis. *Forum Psychoanal., 15*(4), 312–326.

Hirsch, M. (1988). Inzest und Narzißmus. Bemerkungen zu H. Pfannschmidt: »Das Erleben von Patient und Analytiker bei der Übertragung ödipal-inzestuöser Impulse« und C. Studt: »Zum Umgang mit einem Tabu«. *Forum Psychoanal., 4*(1), 80–82.

Hirsch, M. (1990). Kombinierte Einzel- und Gruppenpsychotherapie der Bulimie. *Praxis Psychother. Psychosom., 35*(6), 315–322.

Hirsch, M. (1993a). Psychoanalytische Therapie mit Opfern inzestuöser Gewalt. *Jahrb. Psychoanal.*, Band 31, 132–148.

Hirsch, M. (1993b). Zur narzisstischen Dynamik sexueller Beziehungen in der Therapie. *Forum Psychoanal., 9*(4), 303–317.

Hirsch, M. (1993c). Schuld und Schuldgefühl des weiblichen Inzest-Opfers als Beispiel von Introjektions- und Identifikationsschicksalen traumatischer Gewalt. *Z. psychoanal. Theorie Praxis, 8*(3), 289–304.

Hirsch, M. (1993d). Latenter Inzest. *psychosozial, 16*(54), Heft II/1993, 25–40.

Hirsch, M. (1994). Der Körper des Patienten in der analytischen Psychotherapie. *Psychotherapeut, 39*, 153–157.

Hirsch, M. (1995). Sexuell mißbrauchte Patienten in der Gruppenpsychotherapie. *Gruppenpsychother. Gruppendyn., 31*(4), 301–314.

Hirsch, M. (1996). Zwei Arten der Identifikation mit dem Aggressor nach Ferenczi und Anna Freud. *Praxis Kinderpsychol. Kinderpsychiat., 45*(6), 198–205.

Hirsch, M. (1998 [1989a]). Der eigene Körper als Objekt. In ders., (Hrsg.), *Der eigene Körper als Objekt. Zur Psychodynamik selbstdestruktiven Körperagierens* (S. 1–8). Gießen: Psychosozial-Verlag.

Hirsch, M. (1998 [1989b]). Hypochondrie und Dysmorphophobie. In ders., (Hrsg.), *Der eigene Körper als Objekt. Zur Psychodynamik selbstdestruktiven Körperagierens* (S. 77–93). Gießen: Psychosozial-Verlag.

Hirsch, M. (1998 [1989c]). Körper und Nahrung als Objekte bei Anorexie und Bulimie. In ders. (Hrsg.), *Der eigene Körper als Objekt. Zur Psychodynamik selbstdestruktiven Körperagierens* (S. 221–228). Gießen: Psychosozial-Verlag.

Hirsch, M. (1998a). Überlegungen zum Wesen der Analyse, zum analytischen Raum und zur Überschreitung seiner Grenzen. Eine Erwiderung auf Günther Bittner. *Forum Psychoanal., 14*(4), 312–318.

Hirsch, M. (1998b). Zur Objektverwendung des eigenen Körpers bei Selbstbeschädigung, Masturbation und Eßstörungen. *AKJP, XXIX*(99), Heft 3/1998, 387–403.

Hirsch, M. (1998c). Opfer als Täter – Über die Perpetuierung der Traumatisierung. *PTT, 2*(1), 32–35.

Hirsch, M. (1999 [1987]). *Realer Inzest. Psychodynamik des sexuellen Mißbrauchs in der Familie*. Gießen: Psychosozial-Verlag.

Hirsch, M. (2000a). Die Bearbeitung der Erfahrungen von sexuellem Missbrauch und körperlicher Misshandlung in der Familie durch psychoanalytische Psychotherapie. In O.F. Kernberg, B. Dulz & U. Sachsse (Hrsg.), *Handbuch der Borderline-Störungen* (S. 537–554). Stuttgart: Schattauer.

Hirsch, M. (2000b). Elemente der Supervision in der analytischen Einzelpsychotherapie. *supervision*, 38 (3/2000), 36–43.

Hirsch, M. (2001). Multiple Traumatisierung und sexualisierte Übertragung. *Forum Psychoanal., 17*(1), 38–50.

Hirsch, M. (2002a). Der Körper im Werk Sándor Ferenczis. In ders. (Hrsg.), *Der eigene Körper als Symbol? Der Körper in der Psychoanalyse* (S. 15–36). Gießen: Psychosozial-Verlag.

Hirsch, M. (2002b). Theorie als Metapher – Das Konversionskonzept. Felix Deutschs Objektbeziehungstheorie. In ders. (Hrsg.), *Der eigene Körper als Symbol? Der Körper in der Psychoanalyse* (S. 37–52). Gießen: Psychosozial-Verlag.

Hirsch, M. (2002c). Wie der Körper spricht – Zur Kommunikationsfunktion des Körpers in der analytischen Psychotherapie. In ders. (Hrsg.), *Der eigene Körper als Symbol? Der Körper in der Psychoanalyse von heute* (S. 237–265). Gießen: Psychosozial-Verlag.

Hirsch, M. (2002d). Besonderheiten psychoanalytischer Therapie traumatisierter Patienten. *Imagination, 24*(3/4), 54–63.

Hirsch, M. (2003). Täter und Opfer sexueller Gewalt in einer therapeutischen Gruppe – über umwandelnde Gegen- und Kreuzidentifikationen. *Gruppenpsychother. Gruppendyn., 39*(2), 169–186.

Hirsch, M. (2004a). *Psychoanalytische Traumatologie – Das Trauma in der Familie. Psychoanalytische Theorie und Therapie schwerer Persönlichkeitsstörungen.* Stuttgart: Schattauer.

Hirsch, M. (2004b). Gedanken zum Schwinden der Attraktivität analytischer Gruppenpsychotherapie. *Gruppenpsychother. Gruppendyn., 40*(2), 163–177.

Hirsch, M. (2005). Der traumatisierte Patient in der Gruppenpsychotherapie. *Jahrb. Gruppenanal., Band 10*, 59–72.

Hirsch, M. (2007). »Können Tränen meiner Wangen nichts erlangen …« Formen der Identifikation beim Hören von Bachs Matthäus-Passion. In B. Oberhoff & S. Leikert (Hrsg.), *Die Psyche im Spiegel der Musik. Musikpsychoanalytische Beiträge* (S. 135–152). Gießen: Psychosozial-Verlag.

Hirsch, M. (2008a). Marthas Gruppenanalyse – das erste Jahr. In ders. (Hrsg.), *Die Gruppe als Container. Mentalisierung und Symbolisierung in der analytischen Gruppenpsychotherapie* (S. 233–265). Göttingen: Vandenhoeck & Ruprecht.

Hirsch, M. (2008b). *Die Matthäus-Passion Johann Sebastian Bachs. Ein psychoanalytischer Musikführer.* Gießen: Psychosozial-Verlag.

Hirsch, M. (2008c). Mentalisierung und Symbolisierung in der analytischen Gruppenpsychotherapie traumatisierter Patienten. In ders. (Hrsg.), *Die Gruppe als Container. Mentalisierung und Symbolisierung in der analytischen Gruppenpsychotherapie* (S. 34–85). Göttingen: Vandenhoeck & Ruprecht.

Hirsch, M. (2010). *»Mein Körper gehört mir … und ich kann mit ihm machen, was ich will!« Dissoziation und Inszenierungen Körpers psychoanalytisch betrachtet.* Gießen: Psychosozial-Verlag.

Hirsch, M. (2012). *»Goldmine und Minenfeld«. Liebe und sexueller Machtmissbrauch in der analytischen Psychotherapie und in anderen Abhängigkeitsverhältnissen.* Gießen: Psychosozial-Verlag.

Hirsch, M. (2013a). Negative Therapeutic Reaction in the Light of Object Relations Theory. In L. Wurmser & H. Jarass (Hrsg.), *Nothing Good is Allowed to Stand. An Integrative View of the Negative Therapeutic Reaction* (S. 97–107). New York (NY) und London (UK): Routledge.

Hirsch, M. (2013b). Humor und Ironie in der analytischen Psychotherapie. In S. Trautmann-Voigt & B. Voigt (Hrsg.), *Humor und Leichtigkeit. Beiträge zur psychodynamischen Psychotherapie* (S. 59–73). Köln: Claus Richter.

Hirsch, M. (2014). Modifizierte psychoanalytische Psychotherapie traumatisierter Patienten. *Psychotherapeutenjournal, 13*(1), 37–43.

Hirsch, M. (2016a). *Mütter und Söhne – blasse Väter. Sexualisierte und andere Dreiecksverhältnisse.* Gießen: Psychosozial-Verlag.

Hirsch, M. (2016b). Die Kombination psychoanalytisch orientierter Einzel- und Gruppentherapie in der ambulanten Behandlung. *PdP, 15*(3), 131–139.

Hirsch, M. (2017 [1997]). *Schuld und Schuldgefühl. Zur Psychoanalyse von Trauma und Introjekt* (7., überarb. Aufl.). Göttingen: Vandenhoeck & Ruprecht.

Hirsch, M. (2018). *Körperdissoziation*. Göttingen: Vandenhoeck & Ruprecht.

Hirsch, M. (2019). Liebe in der Psychotherapie – unmöglich, erwünscht, gefährlich? *texte – psychoanalyse. ästhetik. kulturkritik., 39*, 66–79.

Hoffer, W. (1950). Development of the body ego. *Psychoanal. Study Child, 5*(1), 18–23.

Hoffer, W. (1977 [1950]). Die Entwicklung des Körper-Ichs. In J. Grunert (Hrsg.), *Körperbild und Selbstverständnis. Psychoanalytische Beiträge zur Leib-Seele-Einheit* (S. 57–65). München: Kindler.

Horwitz, L. (1977). Group Psychotherapy of the Borderline Patient. In P. Hartocollis (Hrsg.), *Borderline Personality Disorders. The Concept, the Syndrome, the Patient* (S. 399–422). New York (NY): International Universities Press.

Horwitz, L. (1987). Indications for group psychotherapy with borderline and narcissistic patients. *Bull. Menninger Clin., 51*(3), 248–260.

Jacobs, T. J. (1973). Posture, gesture, and movement in the analyst. Cues to interpretation and counter-transference. *J. Am. Psychoanal. Ass., 21*, 77–92.

Jacobson, E. (1973 [1964]). *Das Selbst und die Welt der Objekte*. Frankfurt/Main: Suhrkamp.

Janssen, P. L. (1987). *Psychoanalytische Therapie in der Klinik*. Stuttgart: Klett-Cotta.

Kaiser, J. (2008). »Ich weiß, dass ich sterben muss. Und zwar relativ bald.« *SZ-Magazin*, Nr. 50, 12.12.2008, S. 12.

Keiser, S. (1977). *Discussion Group. Reconstruction and unconscious fantasy in psychoanalytic treatment*. New York (NY): Meeting of the American Psychoanalytic Association.

Kernberg, O. F. (1971). Prognostic considerations regarding borderline personality organization. *J. Am. Psychoanal. Ass., 19*(4), 595–635.

Kernberg, O. F. (1978 [1975]). *Borderline-Störungen und pathologischer Narzißmus*. Frankfurt/Main: Suhrkamp.

Kernberg, O. F. (1981 [1976]). *Objektbeziehungen und Praxis der Psychoanalyse*. Stuttgart: Klett-Cotta.

Kernberg, O. F. (1994). Liebe im analytischen Setting. *Psyche, 48*(9–10), 808–826.

Kernberg, O. F. (1997). *Persönlichkeitsentwicklung und Trauma*. Vortrag im Rahmen der 47. Lindauer Therapiewochen am 13.4.1997 in Lindau.

Kernberg, O. F. (1999). Persönlichkeitsentwicklung und Trauma. *PTT, 3*(1), 5–15.

Khan, M. M. R. (1977 [1969]). Symbiotische Omnipotenz. In ders., *Selbsterfahrung in der Therapie. Theorie und Praxis* (S. 100–113). München: Kindler.

Kittler, E. (1991). Gedanken zum Werk von André Green. *Jahrb. Psychoanal.*, Band 28, 109–147.

Klein, M. (1957). *Envy and Gratitude. A Study of Unconscious Sources*. London (UK): Tavistock.

Kogan, I. (1995 [1993]). Kurative Faktoren in Psychoanalysen mit Kindern von Überlebenden des Holocaust vor und während des Golfkrieges. *Jahrb. Psychoanal.*, Band 34, 181–205.

Kohut, H. (1971a). *The Analysis of the Self. A Systematic Approach to the Psychoanalytic Treatment of Narcissistic Personality Disorders*. New York (NY): International Universities Press.

Kohut, H. (1973 [1971b]). *Narzißmus. Eine Theorie der psychoanalytischen Behandlung narzisstischer Persönlichkeitsstörungen*. Frankfurt/Main: Suhrkamp.

König, K. (1982). Der interaktionelle Anteil der Übertragung in Einzelanalyse und analytischer Gruppenpsychotherapie. *Gruppenpsychother. Gruppendyn., 18*(1/2), 76–83.

Körner, J. (1998). Einfühlung. Über Empathie. *Forum Psychoanal., 14*(1), 1–17.

Kreutzer-Haustein, U. (1994). Deutsche und Israelis: Die Vergangenheit in der Gegenwart. Eine psychoanalytische Arbeitstagung in Nazareth im Juni 1994. *Forum Psychoanal., 10*(4), 363–370.

Kris, E. (1956). The recovery of childhood memories in psychoanalysis. *Psychoanal. Study Child, 11*(1), 54–88.

Kristeva, J. (2014 [2006]). *Dieses unglaubliche Bedürfnis zu glauben*. Gießen: Psychosozial-Verlag.

Krutzenbichler, H. S. & Essers, H. (1991). *Muss denn Liebe Sünde sein? Über das Begehren des Analytikers*. Freiburg/Br.: Kore.

Kumin, I. (1985–1986). Erotic horror. Desire and resistance in the psychoanalytic situation. *Int. J. Psychoanal. Psychother., 11*, 3–20.

Lee, A. (2006 [2005]). *Brokeback Mountain* (Spielfilm). USA.

Leikert, S. (2006). Die Lust am Zuviel. Der Wirkungsraum der Instrumentalimprovisation. In R. Tüpker & A. Schulte (Hrsg.), *Tonwelten: Musik zwischen Kunst und Alltag. Zur Psycho-Logik musikalischer Ereignisse* (S. 51–66). Gießen: Psychosozial-Verlag.

Levi, C. (2007 [1945]). *Christus kam nur bis Eboli*. München: Süddeutsche Zeitung-Bibliothek, Band 61.

Lichtenberg, J. D. (1991 [1983]). *Psychoanalyse und Säuglingsforschung*. Berlin und Heidelberg: Springer.

Little, M. (1951). Counter-transference and the patient's response to it. *Int. J. Psychoanal., 32*(1), 32–40.

Loch, W. (1970). Zur Entstehung aggressiv-destruktiver Reaktionsbereitschaft. *Psyche, 24*(4), 221–259.

Mahler, M. S., Pine, F. & Bergman, A. (1978 [1975]). *Die psychische Geburt des Menschen. Symbiose und Individuation*. Frankfurt/Main: Fischer.

Mann, D. (1999 [1997]). *Psychotherapie: Eine erotische Beziehung*. Stuttgart: Klett-Cotta.

Massing, A. & Wegehaupt, H. (1987). Der verführerische und verführte Analytiker. Bemerkungen zur sexuellen Gegenübertragung. In A. Massing & I. Weber (Hrsg.), *Lust und Leid. Sexualität im Alltag und alltägliche Sexualität* (S. 55–78). Berlin und Heidelberg: Springer.

Masterson, J.F. & Rinsley, D.B. (1975). The borderline syndrome. The role of the mother in the genesis and psychic structure of the borderline personality. *Int. J. Psychoanal., 56*(2), 163–177.

Mattke, D. & Eckert, J. (2002). Gruppenpsychotherapie bei Persönlichkeitsstörungen unter besonderer Berücksichtigung der Borderline-Persönlichkeitsstörung: I. Schulenübergreifende Behandlungskonzepte. *Gruppenpsychother. Gruppendyn., 38*(3), 281–294.

McDougall, J. (1986). Identifizierungen, neuartige Bedürfnisse und neuartige Formen von Sexualität. *Psyche, 40*(11), 1007–1029.

McDougall, W. (1973 [1920]). *The Group Mind*. New York (NY): Arno Press.

Milch, W. (2014). Einfühlung, Empathie. In W. Mertens (Hrsg.), *Handbuch psychoanalytischer Grundbegriffe* (S. 196–201). München: Kohlhammer.

Modell, A.H. (1965). On having the right to a life. An aspect of the superego's development. *Int. J. Psychoanal., 46*(3), 323–331.

Modell, A.H. (1976). »The holding environment« and the therapeutic action of psychoanalysis. *J. Am. Psychoanal. Ass., 24*(2), 285–307.

Modell, A.H. (1990). *Other Times, Other Realities. Towards a Theory of Psychoanalytic Treatment*. Cambridge (MA) und London (UK): Harvard University Press.

Müller-Braunschweig, H. (1992). Psychohygiene und körperorientierte Psychotherapie: Allgemeine Grundlagen. In M. Bühring & F.H. Kemper (Hrsg.), *Naturheilverfahren und unkonventionelle medizinische Richtungen. Band 2* (S. 657–677). Berlin und Heidelberg: Springer.

Müller-Pozzi, H. (1985). Identifikation und Konflikt. Die Angst vor Liebesverlust und der Verzicht auf Identifikation. *Psyche, 39*(10), 877–904.

Natterson, J. (1991). *Beyond Countertransference. The Therapist's Subjectivity in the Therapeutic Process*. Northvale (NJ): Jason Aronson.

Ogden, T.H. (2001 [1997]). *Analytische Träumerei und Deutung. Zur Kunst der Psychoanalyse*. Wien (AT): Springer.

Olinick, S.L. (1964). The negative therapeutic reaction. *Int. J. Psychoanal., 45*, 540–548.

Paar, G.H. (1987). Selbstzerstörung als Selbsterhaltung. Eine Untersuchung zu Patienten mit artifiziellen Syndromen. *Mat. Psychoanal. analyt. orient. Psychother., XIII*(1), 1–55.

Person, E.S. (1990 [1988]). *Lust auf Liebe. Die Wiederentdeckung des romantischen Gefühls*. Reinbek bei Hamburg. Rowohlt.

Petersdorff, C. von (2003 [1988]). *Anonyma: Verführung auf der Couch. Eine Niederschrift*. Gießen: Psychosozial-Verlag.

Pfannschmidt, H. (1987). Das Erleben von Patient und Analytiker bei der Übertragung ödipal-inzestuöser Impulse. Die Bedeutung und Handhabung der Abstinenz. *Forum Psychoanal., 3*, 205–214.

Pfannschmidt, H. (1997). Der Körper der Übertragungsliebe. In K. Höhfeld & A.-M. Schlösser (Hrsg.), *Psychoanalyse der Liebe* (S. 197–208). Gießen: Psychosozial-Verlag.

Plassmann, R. (1987). Der Arzt, der Artefakt-Patient und der Körper. Eine psychoanalytische Untersuchung des Mimikry-Phänomens. *Psyche, 41*(10), 883–899.

Plassmann, R., Wolff, B. & Freyberger, H. (1986). Die heimliche Selbstmißhandlung, eine psychosomatische Krankheit. *Z. psychosomat. Med. Psychoanal., 32*(4), 316–336.

Platon (1986). Symposion. In *Sämtliche Werke, Bd. 2* (S. 203–250). Reinbek: Rowohlt.

Racker, H. (1953). A contribution to the problem of countertransference. *Int. J. Psychoanal., 34*(4), 313–324.

Racker, H. (1982 [1959]). *Übertragung und Gegenübertragung. Studien zur psychoanalytischen Technik.* München: Reinhardt.

Reich, W. (1933). *Charakteranalyse. Technik und Grundlagen für Studierende und praktizierende Analytiker.* Wien (AT): Selbstverlag.

Reik, T. (1976 [1948]). *Hören mit dem dritten Ohr. Die innere Erfahrung eines Psychoanalytikers.* Hamburg: Hoffmann & Campe.

Rodulfo, R. (2021). *Touch and music in early body images.* Moskau (RU): EULAPS-Tagung am 26.06.2021.

Roth, G. (2001). *Fühlen, Denken, Handeln. Wie das Gehirn unser Verhalten steuert.* Berlin: Suhrkamp.

Sachsse, U. (1987). Selbstbeschädigung als Selbstfürsorge. Zur intrapersonalen und interpersonellen Psychodynamik schwerer Selbstbeschädigung der Haut. *Forum Psychoanal., 3*(1), 51–70.

Sachsse, U. (1998). »Blut tut gut«. Genese, Psychodynamik und Psychotherapie offener Selbstbeschädigungen der Haut. In M. Hirsch (Hrsg.), *Der eigene Körper als Objekt. Zur Psychodynamik selbstdestruktiven Körperagierens* (S. 94–117). Gießen: Psychosozial-Verlag.

Sandler, J. (Hrsg.). (1988). *Projection, Identification, Projective Identification.* London (UK): Karnac.

Schafer, R. (1993). Five Readings of Freud's »Observation on Transference-Love«. In E.S. Person, A. Hagelin & P. Fonagy (Hrsg.), *On Freud's »Observation on Transference-Love«* (S. 75–95). New Haven (CT): Yale University Press.

Scheidlinger, S. (1974). On the concept of the »mother-group«. *Int. J. Group Psychother., 24*(4), 417–428.

Schilder, P. (1935). *The Image and Appearance of the Human Body. Studies in the Constructive Energies of the Psyche.* London (UK): Kegan Paul.

Schindler, W. (1951). Family pattern in group formation and therapy. *Int. J. Group Psychother., 1*(2), 100–105.

Schindler, W. (1980 [1951]). *Die analytische Gruppentherapie nach dem Familienmodell.* München: Reinhardt.

Schmidt, M.G. (1998). Die Verhinderung von Trauer durch elterliche Untröstlichkeit. In A.-M. Schlösser & K. Höhfeld (Hrsg.), *Trauma und Konflikt* (S. 347–360). Gießen: Psychosozial-Verlag.

Schubart, W. (1989). Bemerkungen zum Konzept der sogenannten negativen therapeutischen Reaktion. *Psyche, 43*(12), 1071–1093.

Schwaber, E. (1988). Rekonstruktion und Wahrnehmungserleben. Weiterführende Gedanken zum psychoanalytischen Zuhören. In P. Kutter, R. Páramo-Ortega & P. Zagermann (Hrsg.), *Die psychoanalytische Haltung. Auf der Suche nach dem Selbstbild der Psychoanalyse* (S. 207–230). München: Verlag Internationale Psychoanalyse.

Searles, H. (1959). Oedipal love in the countertransference. *Int. J. Psychoanal., 40*, 180–190.

Seidler, G. (2014). Identifizierung. In W. Mertens (Hrsg.), *Handbuch psychoanalytischer Grundbegriffe* (S. 405–408). München: Kohlhammer.

Sellschopp, A. (1999). Das Traumakonzept im Spannungsfeld zwischen Geschichte, Klinik und Forschung. *PTT, 3*, 64–74.

Shengold, L. (1995 [1989]). *Soul Murder. Seelenmord – die Auswirkungen von Mißbrauch und Vernachlässigung in der Kindheit*. Frankfurt/Main: Brandes & Apsel.

Shostrom, E. (1965). *The Gloria Films. Three Approaches to Psychotherapy. All three sessions 1965*. Youtube-Video (22.06.2012).

Silva, G. da (1990). Borborygmi as markers of psychic work during the analytic session. *Int. J. Psychoanal., 71*(4), 641–659.

Speziale-Bagliacca, R. (1991). The capacity to contain. Notes on its function and psychic change. *Int. J. Psychoanal., 72*(1), 27–32.

Spitz, R.A. (1965). *Vom Säugling zum Kleinkind. Naturgeschichte der Mutter-Kind-Beziehungen im ersten Lebensjahr*. Stuttgart: Klett-Cotta.

Stern, D.N. (1985). *The Interpersonal World of the Infant. A View from Psychoanalysis and Developmental Psychology*. New York (NY): Basic Books.

Stoller, R.J. (1979 [1975]). *Perversion. Die erotische Form von Haß*. Reinbek bei Hamburg: Rowohlt.

Streeck, U. (1999). Nichts anderes als ein »Austausch von Worten«? Interaktion und Inszenierungen im therapeutischen Dialog. *Forum Psychoanal., 15*(2), 91–100.

Szasz, T.S. (1955). The ego, the body, and pain. *J. Am. Psychoanal. Ass., 3*(2), 177–200.

Trimborn, W. (1995). Die Gefahr der Heilung. Pathologische Identifizierungs- und Mentalisierungsprozesse als Grenzen therapeutischer Möglichkeiten. In G. Schneider & G.H. Seidler (Hrsg.), *Internalisierung und Strukturbildung. Theoretische Perspektiven und klinische Anwendungen in Psychoanalyse und Psychotherapie* (S. 181–203). Opladen: Westdeutscher Verlag.

Tüpker, R. (2006). Zur Psychologie des Musikhörens. In R. Tüpker & A. Schulte (Hrsg.), *Tonwelten: Musik zwischen Kunst und Alltag. Zur Psycho-Logik musikalischer Ereignisse* (S. 11–30). Gießen: Psychosozial-Verlag.

Ulman, R.B. & Stolorow, R.D. (1985). The »transference-countertransference neurosis« in psychoanalysis. An intersubjective viewpoint. *Bull. Menninger Clin., 49*(1), 37–51.

Volkan, V.D. & Ast, G. (1992). *Eine Borderline-Therapie. Strukturelle und Objektbeziehungskonflikte in der Psychoanalyse der Borderline-Persönlichkeitsorganisation*. Göttingen: Vandenhoeck & Ruprecht.

Volz-Boers, U. (1999). »Ich bin wieder ein Mensch.« Transformation des frühen Traumas durch Neubildung von Repräsentanzen. *Psyche, 53*(11), 1137–1159.

Volz-Boers, U. (2001). Mit Leib und Seele. Körpererfahrungen und subsymbolische Kommunikation in der Gegenübertragung. In A.-M. Schlösser & A. Gerlach (Hrsg.), *Kreativität und Scheitern* (S. 385–396). Gießen: Psychosozial-Verlag.

Weinstein, R.S. (1986). Should analysts love their patients? *Mod. Psychoanal., 11*(1–2), 103–110.

Willenberg, H. (1987). Ein Konzept zur stationären psychotherapeutischen Behandlung magersüchtiger Patienten. *Prax. Psychother. Psychosom., 32,* 147–153.

Winnicott, D.W. (1953). Transitional objects and transitional phenomena. A study of the first not-me possession. *Int. J. Psychoanal., 34*(2), 89–97.

Winnicott, D.W. (1958). Primary Maternal Preoccupation. In ders., *Through Paediatrics to Psychoanalysis* (S. 300–305). London (UK): Tavistock.

Winnicott, D.W. (1965). Ego Distortions in Terms of True and False Self. In ders., *The Maturational Processes and the Facilitating Environment. Studies in the Theory of Emotional Development* (S. 140–152). London (UK): Karnac.

Winnicott, D.W. (1969). The use of an object. *Int. J. Psychoanal., 50*(4), 711–716.

Winnicott, D.W. (1971). *Playing and Reality*. London, New York: Routledge.

Winnicott, D.W. (1973 [1971]). *Die therapeutische Arbeit mit Kindern. Die Technik des Squiggle oder Kritzelspiels*. München: Kindler.

Winnicott, D.W. (1974 [1965]). Die Theorie von der Beziehung zwischen Mutter und Kind. In ders., *Reifungsprozesse und fördernde Umwelt* (S. 47–71). München: Kindler.

Winnicott, D.W. (1976 [1949]). Hass in der Gegenübertragung. In ders., *Von der Kinderheilkunde zur Psychoanalyse* (S. 67–78). München: Kindler.

Winnicott, D.W. (1976 [1958]). Primäre Mütterlichkeit. In ders. *Von der Kinderheilkunde zur Psychoanalyse* (S. 135–142). München: Kindler.

Winnicott, D.W. (1979 [1971]). *Vom Spiel zur Kreativität* (2. Aufl.). Stuttgart: Klett-Cotta.

Wrye, H.K. & Welles, J.K. (1994). *The Narration of Desire. Erotic Transferences and Countertransferences*. Hillsdale (NJ): Analytic Press.

Wurmser, L. (1989). *Die zerbrochene Wirklichkeit. Psychoanalyse als das Studium von Konflikt und Komplementarität*. Berlin und Heidelberg: Springer.

Zwiebel, R. (2002). Diskussionsbemerkung anlässlich der Lindauer Psychotherapie-Wochen vom 14. bis 26.4.2002.